科创惠民丛书

中国式大健康战略发展和

中国式大健康：
走向未来

殷卫海　王　宇　周　斌　著

上海科学技术出版社

图书在版编目（CIP）数据

中国式大健康：走向未来 / 殷卫海，王宇，周斌著.
上海：上海科学技术出版社，2024. 11. -- （中国式大
健康战略发展和科创惠民丛书）. -- ISBN 978-7-5478
-6849-2

Ⅰ. R199.2

中国国家版本馆CIP数据核字第2024QP5183号

中国式大健康：走向未来

殷卫海　王　宇　周　斌　著

上海世纪出版（集团）有限公司
上海 科 学 技 术 出 版 社　出版、发行
（上海市闵行区号景路 159 弄 A 座 9F-10F）
邮政编码 201101　　www.sstp.cn
上海光扬印务有限公司印刷
开本 787×1092　1/16　印张 11.75
字数 150 千字
2024 年 11 月第 1 版　2024 年 11 月第 1 次印刷
ISBN 978-7-5478-6849-2/R·3122
定价：88.00 元

作者简介

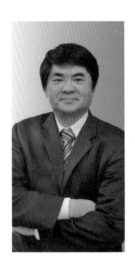

殷卫海 上海交通大学生物医学工程学院和 Med-X 研究院教授。曾任美国加州大学旧金山分校医学院（UCSF）教职人员和上海交通大学生物医学工程学院创始副院长。连续八次入选两大国际学者影响力评价系统的排名榜，近年分别列中国区神经内科和神经外科领域、神经科学领域、生物医学工程领域及生物化学和分子生物学领域学术影响力第 26 名、20 名、27 名及 33 名。"自发荧光模式技术"发明人，烟酰胺腺嘌呤二核苷酸（氧化态）（NAD+）治疗疾病研究领域的开创者。

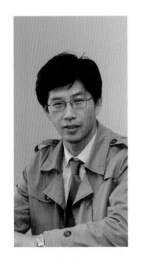

王 宇 ———— 上海中医药大学科技实验中心主任，上海市针灸经络研究所副研究员，研究生导师。首批全国中医学术流派传承工作室"河南邵氏针灸流派传承工作室"代表性传承人，上海市名老中医工作室陆氏流派"陈汉平工作室"学术继承人。中国针灸学会实验针灸分会第六届委员会秘书长，中国针灸学会科普专业委员会委员，中国针灸学会科学普及专家，上海市科协院士专家科学诠释者指导团青年科普专家。长期从事关于针灸治疗哮喘效应物质的基础研究。研究团队发现并验证了我国第一个支气管哮喘新靶标 Transgelin-2。

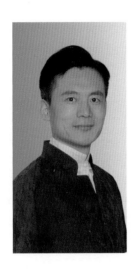

周 斌 ———— 副研究员，复旦大学大健康数据研究中心健康智库专家委员会副主任，特邀研究员。联合国工业发展组织全球创新网络项目战略顾问。擅长战略咨询，系统谋划，顶层设计和综合协调。

序一

全球大健康倡议书

当今世界面临"百年未有之大变局"。全球气候变化、现代社会异化、人类高龄老化以及资本驱动的医疗体系恶化，导致世界范围内卫生健康领域面临严峻挑战，严重制约着人类社会绿色低碳可持续发展。环境资源的无序低效高污染路径难以为继，精细化分工、高强度劳动与人的全面发展目标背道而驰，健康事业与医疗产业严重失衡引发了世界范围的反思与诘问。尤其当前，缺乏安全有效、广泛可及治疗手段的心脑血管病、肿瘤、重大流行性疾病、青少年心理疾病等日益成为影响生命健康状态的重要因素。

科技引领时代，健康守护未来。为了应对这些严峻挑战，社会组织的生产方式、人民群众的生活方式、企业机构的责任范式，需要坚持以人民生命健康为中心、以预防疾病为重心、反思过去"以医疗为核心"的健康卫生路径。我们需要共同重建人与自然的生态关系、共同反思现代医疗手段的领域局限、共同树立全生命周期的健康理念、共同研发普惠可及的科创产品。为此，我们需要坚持"战略引领、科技支撑、数智保障、产业孵化"的总体思路，汇集全球智慧，凝聚广泛共识，共同构建"人类生命健康共同体"。

我们需要坚持"天人合一"的自然生态观。依托国际社会对于气候变化危害性的共识，推动对于空气、水和土壤的不断治理，大力推广生物质材料的塑料替代，为人类建造起能够不断提升人类健康水平的生态环境。

我们需要坚持"以人为本"的社会道义观。在持续推动社会的发展过程中，坚持人民本位、普惠发展，地不分南北、人不分老幼，努力为最广大阶层的人民群众提供经济有效的健康管理手段和服务，延长人民健康寿命。

我们需要坚持"关口前移"的健康管理观。扭转"重治疗、轻预防"的不正确倾向，正确处理大健康与医疗之间的关系，促进"以治病为中心"向"以人民健康为中心"转变，从注重"治已病"向"治未病"转变，增加对疾病预防的资金投入，以减轻医疗保险的负担。

我们需要坚持"普惠、科技"的创新驱动观。依托"数字社会"的发展趋势和"人工智能"的广泛应用，鼓励全球科学家创立创新性的健康科技产品，以经济性、便利性、网络化、数智化为导向，建立创新性的疾病风险评估和筛查技术，创立"疾病风险评估－疾病风险干预"的大健康闭环管理模式。

我们需要挖掘传统文化中关于预防疾病的理论、经验和智慧，坚持"古为今用"。坚持弘扬中医学系统整体观念、"治未病"理论经验，共同推动构建标准化、安全有效的"药食同源"论证、认证和评估体系。我们需要吸收、借鉴世界各国人民在实践中积累的有效经验和做法，不断充实完善对于大健康的理论认识和实践工具。

我们需要大力普及健康知识，倡导健康生活方式，提高全民健康素养。坚持每个人都为自己健康负责，坚持大健康事业所有人参与。努力实现："人人拥有健康知识，人人享有健康资源。"

大健康领域的新质生产力正在汇聚。最广大群众、全生命周期的健康检测，衰老评估，管控干预和数智保障等技术、产品与服务快速涌现，人类社会势将经历一次伟大的科学革命和产业重塑。道路崎岖，但是前景光明。

全球大健康事业、行业亟待快速发展，这是时代赋予我们的重大挑战和神圣职责。使命召唤、时不我待。大健康事业的发展是为了全世界人民根本利益的伟大事业，迫切需要全球人民共同的积极参与，以共同战胜人类健康面临的极其严峻的挑战。

让我们积极投身到伟大的大健康事业中来！

执笔人：
殷卫海　周　斌

共同起草人（按姓氏笔画排序）：
王　宇　刘　晶　孙汝萍
严整辉　杨铁毅

2024 年 1 月 20 日

注：《全球大健康倡议书》背景

　　2024 年 1 月 20 日，为促进大健康领域国际科技创新交流与合作，推进前沿生命科技发展，构建人类命运共同体，构建国际大健康战略合作交流平台，由全球科技创新大会组委会联合上海市科技信息管理办公室发起，在上海召开了"首届国际大健康战略和科技创新大会"第二次专家研讨会。来自政策研究、科学研究、生物经济、公共卫生、信息安全、金融服务等领域的知名专家、学者、投资人、企业家等近百人参加了会议。会议发布了《全球大健康倡议书》（征求意见稿），面向社会广泛征求意见。

序二

在中华文明的长河中，健康的理念与实践一直是文化的重要组成部分。自古以来，中医以其独特的理论体系和治疗方法，为中华民族的健康与繁衍作出了不可磨灭的贡献。在现代医学飞速发展的今天，我们更应深入挖掘和传承中医的智慧，将其与现代科技相结合，达到更全面、更深入的大健康理念。

中华文明"天人合一""以人为本"，强调人与自然的和谐统一。"以人为本"也是中医"养正积自除"治疗法则的思想源泉，"扶正法"不仅是治疗疾病的重要原则，也是预防疾病的重要起点。

"中国式大健康战略发展和科创惠民丛书"以《全球大健康倡议书》开篇，以构建"人类生命健康共同体"为目标，是中国式大健康的行动指南，坚持"天人合一"的自然生态观，坚持"以人为本"的社会道义观，这与中医的思想是一致的。"普惠可及"的健康医疗，是中国式大健康的特色与核心价值。

该丛书文化融合，展现中医与中国文化的深厚底蕴，同时探讨其与现代生活的融合之道；科学严谨，所有内容均基于中医理论和现代科学研究，确保信息的准确性和可靠性；实用性强，提供具体、实用的健康建议和方法，使读者能够轻松地将这些理念应用到日常生活中；易于理解，以通俗易懂的语言阐述复杂的中医理论，使非专业背景的读者也能够理解和接受；启发思考，鼓励读者思考健康与生活方式的关系，激发他们对健康生活方式的追求和探索。

作为本丛书的开篇之作，《中国式大健康：走向未来》尊重传统，科学诠释，是一部融合了传统智慧与现代科学的综合性著作，绘制了中国式大健康的战略蓝图，具有前瞻性。

丛书的撰写，是对中医智慧的一次现代诠释，也是对大健康理念的一次深入探讨。我希望这部丛书能够成为连接传统与现代、理论与实践的桥梁，帮助读者构建一个更加健康、和谐的生活方式。愿每一位读者都能从中获得宝贵的知识和启示，从而实现身心的和谐与健康，走向更加健康的未来。

国医大师
上海中医药大学附属龙华医院教授

刘嘉湘

序三

人类正在进入"百年未遇之大变局"的时代。中国乃至全球都在呼唤着健康卫生领域的重大变革，而这场变革中的一个主旋律，就是"加速发展大健康产业"。这个"时代呼唤"产生的缘由，是因为当今的健康卫生体系已不能够很好满足广大民众对于健康、长寿和幸福的美好愿望。而中国以及不少国家中老龄化的加速，也使得"加速发展大健康产业"这个时代的呼声越来越高。

《韩非子·喻老》中有一篇题为《扁鹊见蔡桓公》的散文，扁鹊说："疾在腠理，汤熨之所及也；在肌肤，针石之所及也；在肠胃，火齐之所及也；在骨髓，司命之所属，无奈何也。"这个故事精辟地指出了一个真理："治未病"对人体健康是最有价值的。如果等到病人病势沉重，其实医学是无能为力的。

越来越多的人已意识到以预防疾病为核心的大健康产业具有很高的重要性。但是，现今整个大健康产业的发展仍缺乏充足的"精、气、神",一些关键的战略性问题仍然缺少答案,使得中国大健康产业的发展至今仍没有获得重大的、突破性的进展。这些关键的战略性问题包括:中国发展大健康产业的主要战略路径和技术支撑是什么?发展大健康产业的人力、物力、财力应该如何安排?如何协调好医疗行业和大健康行业的关系?中国发展大健康产业的战略优势和特殊挑战包括什么?显然,中国大健康产业的发展迫切需要战略性的"顶层设计",而这一顶层设计的实现十分迫切地需要跨学科的专家们提出他们的原创性思想和建议。

我很高兴地看到这本极有原创性的著作的完成。在大健康领域,拥有如此深度、广度和创新性的著作是罕见的。本书对中国大健康产业发展的战略提出了系统性的思想和建议,而这些思想和建议正是当前大健康产业发展紧迫需要的。这是一本系统阐述中国大健康产业发展战略的书,它从科学、医学、文化和哲学等层次上多维度地陈述了大健康产业发展的基础、战略及其战术;作者提出了不少创新的、很有启发性的思想;重点阐述了中医学和人工智能对于大健康的价值和意义,其内容丰富、深刻而具有说服力。

中国的大健康产业是一个具有极其重大潜力的"未来产业",而现在我们还处于发展的最早期阶段。本书的作者依据他们的洞察力、坚实广博的知识基础,以及丰富的想象力,为我们勾画了一个中国大健康产业的发展计划,很值得学习和借鉴。

自 2009 年开始,我分别担任了中华医学会麻醉学分会的主任委员和中国医师协会麻醉师分会的会长,对于中国的医疗发展状况有着较深入全面的理解。我很同意作者们对于中国健康卫生领域现状的分析,以及对于未来的展望。我也为作者们的努力和付出表示由衷的祝贺,相信这是一本极具收藏价值的书,值得多次研读、思考;相信它会成为中国大健康事业蓬勃发展的"报春花",为中国和人类的健康卫生事业的发展做出重要的贡献。

本书的作者们是跨学科的、极有思想的，例如第一作者殷卫海教授是一位在基础生物医学、临床生物医学、生物医学工程、人工智能发展战略等多个研究领域深耕的专家。因此，本书具有令人印象十分深刻的广度和深度，中国及全球大健康产业的发展迫切需要这样的跨学科领域专家贡献出这样的智慧。

著名物理学家薛定谔在他的名著《生命是什么》中提出：生命体是非平衡系统，并依赖于负熵而生。根据这个原理，我们不能仅在生命系统的负熵已损耗很大的时候运用医疗干预，而应该通过大健康的干预，不断地预防生命系统负熵的损失。

相信大健康行业和医疗行业将发展成为人类健康卫生领域的两棵参天大树，持久不断地为人类的健康提供福荫。相信这部凝聚了作者们智慧和心血的著作将成为中国健康卫生领域的一颗璀璨明珠。

上海交通大学医学院附属瑞金医院终身教授

于布为

引言

　　在当今"百年未遇之大变局"的时代，中国及全球很多国家的健康卫生领域正面临着亟待解决的一系列瓶颈问题和巨大压力。同时，快速发展的人工智能和大数据科学，以及中西医学提供的智慧和经验，为我们在健康卫生领域推动战略性和里程碑式的变革、创造重大的"新质生产力"建立了关键基础。中国未来的健康卫生领域究竟应该如何发展？中国能否弯道超车，甚至"自创赛道"以引领全球健康卫生领域的发展？如何把握时代的机遇，去征服我们在健康卫生领域面临的一系列严峻和紧迫的挑战？这是我们必须回答的问题和必须迎接的挑战。

　　由于健康卫生领域对广大人民群众的根本利益和幸福感具有关键的价值和意义，我们能否回答好这些关键问题、克服这些严峻挑战，在很大程度上决定了我们能否真正建设好"中国式现代化"，决定了我们能否成功地实践"以人民为中心"的执政理念，决定了我们能否真正地实现中华民族的伟大复兴。

多年来，不少国家健康卫生领域的发展主要关注点落在医疗上，而由于社会老龄化的加速、重大传染病的威胁等因素，很多国家的医疗系统和医疗保险系统正在经受不断增加的巨大压力。中国的卫生健康事业已经到了必须做出战略性重大变革的时候：一方面医疗上的总支出在逐年增加，另一方面"看病难、看病贵"的状况有愈加严重的趋势，而以"治未病"为核心的大健康产业的发展很可能促成一次人类健康卫生领域里程碑式的变革。

有大量的信息说明，中国的健康卫生事业有极高的重要性和紧迫性从"以医疗为中心"的范式向"以大健康和医疗为双中心"的范式转换。在"以大健康和医疗为双中心"的范式中，健康卫生事业不仅关注"治已病"，也高度关注"治未病"；不仅关注疾病的诊断和治疗，也高度关注疾病的预防。有理由认为，在社会老龄化加速的情况下，"以大健康和医疗为双重心"这一范式能够极大地提升广大人民的健康水平、减少疾病对人民健康的伤害和威胁。

大健康产业的发展不仅是一个产业问题，也不仅是一个科学问题，从核心基础上说它也是一个文化问题、一个哲学问题。未来中国的大健康产业发展必须坚持发展"中国式"，其主要特征包括：从文化和哲学角度，坚持"以人民为中心"，而不以单纯盈利为中心；从战略目标角度，中国式的大健康产业将努力实现不仅能真正地"治未病"，而且能普惠地"治未病"；从社会经济角度，中国式的大健康产业将不仅需要创造重大的"新质生产力"，而且需要能使广大人民、使政府尽量经济地实现"治未病"的目标。

本书为政府各级领导和工作人员、大健康产业的专家和从业者，以及关注大健康产业的大众提供了关于中国式大健康产业发展战略和路径的较系统思考。本书主要对以下共同关心的问题提出了自己的回答。

社会老龄化加速对于重大疾病发生会有什么影响？为什么中国现在迫切需要加快发展大健康产业？它的发展对于广大人民的健康和幸福有什么重大的意义和价值？

中国发展大健康产业有什么独特的优势？为什么需要建设"中国式的大健康产业"？中国式大健康产业的主要特征、主要发展目标和主要发展战略是什么？

中华文化和中医学对于建立中国式的大健康产业有什么指导意义？

为什么说大健康产业是典型的新质生产力？应该建立起什么样的"新质生产关系"，以更好地提升中国式大健康产业的新质生产力？

人工智能和大数据在中国式大健康产业中有什么价值和作用？

为了能够更具体地说明中国式大健康发展的可行性以及实现路径，本书专门设置了案例章节，选择了现阶段我国一些具有代表性的大健康技术案例进行了介绍。

目 录

核心技术：
人工智能和大数据

03 第三章

蓝海：大健康行业的
重大战略领域

04 第四章

第五章

05 特征：硬核、普惠、经济的大健康

第六章

06 战略思考：中国特色和全球视角

前哨战：中国式大健康的探索实践

07 第七章

结语

01

缘起："中国式大健康"
呼之欲出

"大健康时代"正在到来，它和"人工智能时代"一起将成为人类历史上一个重大的产业时代和科技时代。大健康产业的重大发展是人类历史上健康卫生领域的一次里程碑式变革，是从"以医疗为中心"向"以大健康和医疗双中心"的范式转化，其将创造出人类历史上一个重大的"新质生产力"以及"新质生产关系"，并对人类的健康和幸福、对于社会经济的可持续发展产生重大、深刻和持久的影响。

"以医疗为中心"的范式 → "以大健康和医疗为双中心"的范式 → 新质生产力和新质生产关系的产生

健康卫生领域的里程碑变革

中国社会老龄化的加速、重大传染病的威胁等对医疗系统、医疗保险系统造成了愈加巨大的压力，其对人类健康与幸福，以及社会经济的可持续发展造成了十分严重和紧迫的威胁。如果不大力加强对疾病的预防工作、不推动大健康产业的发展，社会老龄化的加速预计将造成脑卒中、老年痴呆症等重大疾病患者数的加速增长。

 一　历史的必然

以往的模式主要注重医疗，显然不能够满足广大人民群众对中国健康卫生事业的期望：尽管医疗的总支出在不断增加，"看病难、看病贵"的状况仍有愈加严重的趋势。要从根本上解决这一问题，一个关键战略途径就是加速发展以"治未病"为核心目标的大健康产业。

人工智能和大数据等技术的基本成熟已使得大健康产业的发展可以克服原来难以克服的瓶颈问题——严重缺乏大健康专业人才，并可以促进大健康的普惠化和经济化。

中国社会经济对健康卫生领域"新质生产力"的重大需求决定着中国必须高质量、快速地发展大健康产业。

综上，大健康产业发展是历史的必然趋势。"山雨欲来风满楼"，国家对于大健康产业这一"新质生产力"已有了布局，"健康中国"已是中国的国家战略。

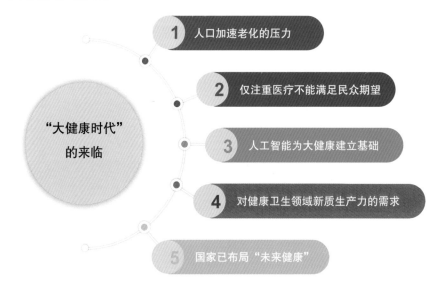

必须认识到，大健康产业的发展不仅是一个科学问题，也不仅是一个产业问题，而它从根本上说是一个文化的问题，一个哲学问题。

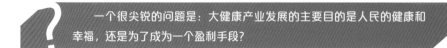

一个很尖锐的问题是：大健康产业发展的主要目的是人民的健康和幸福，还是为了成为一个盈利手段？

中华文化中长期以来的"以民为本"的理念，以及我国当代"以人民为中心"的执政理念，是建立中国式大健康产业的核心文化和哲学基础。以这样的理念作为文化基础和哲学基础，就可以建立起中国式大健康产业的主要发展战略。

战略一：为了实现"以人民为中心"这个理念，就不仅要实现"治未病"的有效性，而且要实现"治未病"的普惠性和经济性。

战略二：必须根据中国独特的情况，因地制宜、扬长避短，必须找好赛道，而且坚持自创赛道。

战略三：必须充分挖掘中医学文化中的精髓，它将成为发展中国式大健康产业的关键战略。需要以中医学中的"生命和疾病的整体论"作为大健康管理的关键理论基础，以"药食同源"的理念作为"治未病"的重要战略。

战略四：必须充分融合中西医学中关于生命、医学理念和经验的精华，打造集聚了全球先进文化和科技的大健康产业。

战略五：人工智能和大数据是新质生产力的核心通用技术。必须充分结合中国的实际情况，运用好人工智能和大数据，使之成为中国式大健康产业发展的核心技术支撑。

战略六：必须充分运用好健康科普、生活方式管理等经济有效的大健康管理战略和方法，以实现大健康产业的普惠性和经济性。

中国式大健康产业是中国式现代化的关键组成部分。

中国式大健康产业的发展状态也可以用"精气神"来表述：它的"精"，就是文化和哲学理念；它的"气"，就是技术、产业链和大健康管理中心开展的工作；它的"神"，就是大健康产业产生的效果、民众对于健康卫生领域的满意度，以及大健康领域"新质生产力"的发展状态。

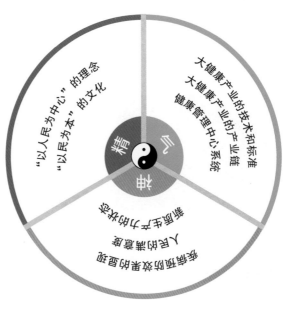

大健康产业的"精气神"

二　大健康和医疗之间的关系

尽管大健康和医疗之间有着紧密的联系，但从本质上说，大健康和医疗应该是并列关系，而不是从属关系。

大健康和医疗的关系

	大　健　康	医　疗
目标	预防疾病	诊治疾病
人群	"未病"人群	"已病"人群
主要任务	建立和运用评估、调养技术及标准	建立和运用诊治技术和标准
中医学区分	未病	已病

生命健康全周期包括以下四大组成部分：健康、疾病前期（亚健康）、疾病、康复。在这四个部分中，医疗负责"疾病"这部分，而大健康负责健康、疾病前期，以及康复这三大部分。"大健康"的功能是：防止健康向疾病前期状态转化、防止疾病前期向疾病状态转化，以及推动疾病后的康复。

大健康行业和医疗行业具有本质上完全不同的服务人群：大健康行业主要服务"未病"人群，而医疗行业主要服务"已病"人群。

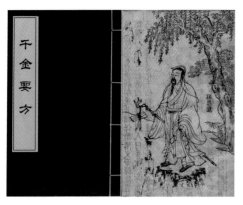

《千金要方》与孙思邈画像
（引自《有象列仙全传》）

大健康行业主要关注疾病风险评估标准和技术的建立和实施，以及对疾病风险调养标准和技术的建立和实施。而医疗行业主要关注疾病诊断的标准和技术的建立和实施，以及对疾病治疗标准和技术的建立和实施。

《黄帝内经·素问·四气调神大论》指出："圣人不治已病

治未病，不治已乱治未乱。"唐代医学家、药王孙思邈（581—682年）在《备急千金要方·论诊候第四》中指出：古之善为医者……上医医未病之病，中医医欲病之病，下医医已病之病。若不加心用意，于事混淆，即病者难以救矣。这里的"治未病"及"治欲病"可类比"大健康"，而"治已病"则是指"医疗"。

亟待发展的核心领域及重大方向

目前，中国大健康产业的发展仍处于很早期的阶段，以下核心领域和机构以及重大方向仍然亟待发展。

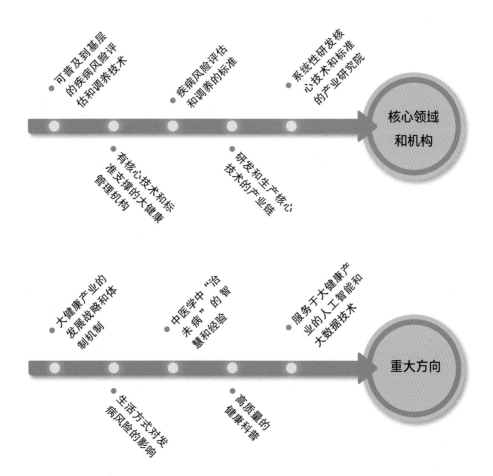

四 中国的独特优势

中国发展大健康产业具有以下优势。

文化和哲学优势："以民为本"是中华文化中的一个精髓，中医学也历来十分重视养生、"治未病"。中医学的经典著作《黄帝内经》就包括关于养生和"治未病"较系统的思想和经验。

道路和战略优势：我国以建设"中国式现代化"作为中国社会发展的主要方向。作为"中国式现代化"中的关键组成部分，中国的大健康产业必然需要发展成为"中国式大健康产业"。

制度优势：中国拥有社会覆盖面很广的基层医疗机构。至2022年底，中国拥有98万家基层医疗机构，其为大健康行业的发展建立了组织基础。经过几十年的改革开放，中国的社会制度已构成了较高的社会工作效率和社会凝聚力，例如举世瞩目的改革开放，已使得中国的GDP占全球的比例上升了9～10倍：从1978年在全球GDP中占1.7%发展到2023年在全球GDP中占16%。近年来，中国经济对全球经济增长的贡献率保持在30%左右。

人口优势：中国是世界上人口众多的国家。中国巨大的人口可以为大健康产业的发展提供其关键的基础——极其丰富的健康大数据。同时，巨大的人口（包括巨大的老年人口）对于大健康产业有着巨大、持久的需求，这为中国式大健康产业的持续有力发展提供了基础。

作为人类未来最重要、最具有发展潜力的产业之一，现在大健康产业仍处于早期的发展阶段。利用中国制度优势对于"中国式大健康"产业的发展具有重大的推进潜力。有以上四个重大的优势作为基础，中国完全可以发展成为全球大健康产业的领军者。

五 特殊的必要性和紧迫性

中国发展大健康产业具有极高的必要性和紧迫性，中国健康卫生行业必须从"以医疗为中心"的范式向"以大健康和医疗为双中心"的范式发展。

社会老龄化正在加速。举例说，2020 年中国 60 岁以上人口 2.64 亿人；到 2025 年，上海 40% 以上的常住人口将是 60 岁及以上人口。由于老龄化是包括脑卒中、老年痴呆症、心肌梗死等多种重大疾病的重要风险因素，老龄化是造成年龄相关性疾病患者数显著增加的一个重要原因。以脑卒中为例，这一疾病是中国致死率和致残率最高的疾病。2019 年的数据显示，中国每年有近 400 万新发急性脑卒中患者，每年由于脑卒中造成的死亡人数为 219 万人。除了造成死亡，急性脑卒中的致残率约 50%，而脑卒中发病后复发率达到 40%。中国现有患过脑卒中的存活患者数约 1 300 万人，其中 40% 为重度残疾、70% 以上有不同程度的残疾。同时，中国现有脑卒中重要风险因素的人群（包括高血压患者、糖尿病患者以及患过脑卒中的患者）人数总和已接近 4 亿人。所以，如果不大力推动疾病的预防，将脑卒中等疾病的发病风险显著降下来，可以预见未来中国患急性脑卒中等重大疾病的患者数将会加速增加。这一状况将对中国人民的健康和幸福、对医疗和医疗保险系统、对社会经济的发展都将造成极其严重的威胁。

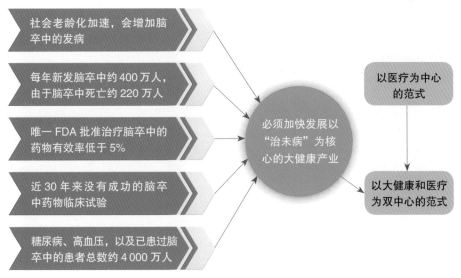

推动大健康产业发展的重要性（以脑卒中为例）

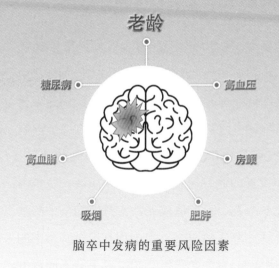

老龄

糖尿病　高血压

高血脂　房颤

吸烟　肥胖

脑卒中发病的重要风险因素

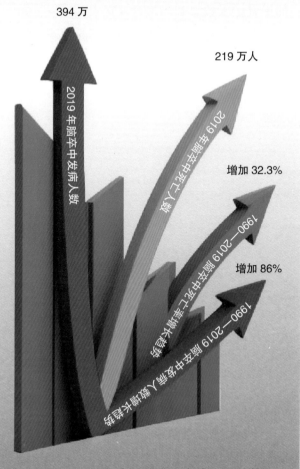

394 万

219 万人

2019 年脑卒中发病人数

2019 年脑卒中死亡人数

增加 32.3%

1990—2019 脑卒中死亡增长率

增加 86%

1990—2019 脑卒中发病人数增长率

1990—2019 年中国脑卒中患病发展趋势

经过了长期的研究和研发，人类对重大疾病的治疗能力仍然很有限。举例说，重组组织型纤溶酶原激活剂（rtPA）是唯一经美国食品药品监督管理局（FDA）批准用于治疗急性缺血性脑卒中的药物。然而，rtPA 存在使用时间窗短（必须在发病后的 4.5 小时内使用）、容易造成出血转化等问题。因此，至今在临床上能够使用该药的急性缺血性脑卒中患者少于总患者数的 5%。而几十年来一百多个研究治疗脑卒中新药的临床试验全部失败了。因此，必须客观而清醒地认识到：为了减少脑卒中等重大疾病的死亡率和致残率，仅仅依赖医疗是远远不够的，而最关键的依赖应该是以"治未病"为核心目标的大健康产业。在当代社会老龄化加速的情况下，中医学"上医治未病"的古老思想和智慧愈加显示出了它的伟大潜能。

发展大健康产业的一个重要基础是人性的本质需求。在不少国家，人类已进入了一个历史性的拐点：从一直在和物资匮乏作斗争，向现在开始"担心吃得太多"转化了。而在物资相对富足后，越来越多的人发现人类对物质的需求其实很有限，人类真正的刚需是对健康以及对精神的长久需求。"尽量不生大病、健康地老去"已是广大民众对生活最大的美好期望之一。所以大健康时代也可以被定义为"由人性本质需求所决定的时代"。

 ## 六 重大价值和意义

大健康产业的发展很可能成为人类历史上健康卫生事业最重大的进展之一，它将深刻地影响人类健康以及社会经济的发展。预计中国式大健康产业的发展将会在以下几个方面和层次上影响中国乃至全球的未来发展。

大健康产业的快速发展将会形成一次深刻的、规模巨大的产业革命，创建起可以和"人工智能时代"并驾齐驱的"大健康时代"。首先，研发和生产大健康产业的技术和仪器需要十分庞大的产业链，其运用范围将十分广泛、覆盖十分庞大的人群。其次，由于生命健康的高度复杂性，只有依赖人工智能和大数据作为关键技术支撑，普惠的、经济的大健康产业才可能真正地被建立。"智能化"和"数字化"将驱动大健康产业产生出巨大的新质生产力。再者，大健康产业的快速发展将能够极大地促进中医学、营养学等至今发展严重不足的重大领域的发展。因此，大健康产业的发展将产生重大的"新质生产力"，推动一场产业革命的发生。

大健康产业的快速发展将会形成一次科技革命。大健康产业的发展需要全面系统地建立起对疾病发病风险的评估标准和技术体系，以及对疾病发病风险开展调养的标准和技术体系，而至今对这方面的基础原理研究

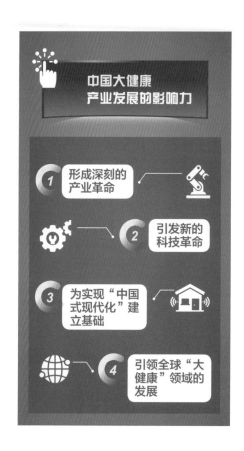

中国大健康产业发展的影响力

1 形成深刻的产业革命

2 引发新的科技革命

3 为实现"中国式现代化"建立基础

4 引领全球"大健康"领域的发展

以及技术研发仍处于很早期阶段。由于人类"未病"的状态和"已病"的状态是有根本差别的，可以预计大健康评估和调养的基本原理、核心技术和标准与医疗相比是有显著不同的。因此，预计未来对大健康评估和调养的基本原理、核心技术和标准的研究将会产生一系列颠覆性的科学发现，将会引发一场新的科技革命。

健康卫生领域对广大民众的根本利益和幸福感都具有关键的意义和价值。我们发展好"中国式大健康"事业，就为"中国式现代化"的成功实现打下了一个坚实基础。

在发展大健康产业方面，中国拥有独特而鲜明的文化和哲学优势、道路和战略优势、体制机制优势，以及人口优势。这些优势完全可以使中国在大健康产业的发展中"自创赛道"，引领全球在"大健康"这一关键领域的发展，为人类健康卫生领域创造出巨大的新质生产力，为提升人类预防疾病的能力作出历史性和里程碑式的贡献。同时，在中国式大健康产业发展中积累的优秀技术和经验可以通过"一带一路"等途径推广到其他国家，其将为中国建立文化自信、道路自信提供坚实的基础。

七 核心技术的特征

为了最好地为广大民众提供健康服务，有效的、能够广泛推广的大健康技术必须具备以下特征。

经济性：由于大健康必须服务于广大民众（包括大量由于年龄原因

已退出工作岗位的人员），大健康的评估技术及调养技术必须是经济的。由于大健康产业需要服务的人群是巨大的，昂贵的"治未病"方法对于政府、社会和个人来说都是难以承担的。

无创性或微创性：大健康产业服务的人群是"未病"人群，而该服务的频率相对医疗来说是较高的，因此，大健康产业运用的技术必须是无创的，或者至少是微创的——对于需要较频繁做评估的技术，该技术应该是无创的；而对于不需要较频繁做评估的技术，该技术可以是微创的。

操作简单性：由于大健康专业人才数量的限制，大健康技术需要较简单、较容易地被非专业人员所学习。这对于解决大健康产业面临的"严重缺乏专业人才"这一瓶颈问题十分重要。

快速性：对于需要较频繁开展的大健康技术，其应具有"快速性"。如果很费时，将会显著减少人们参与的意愿。

客观性：大健康产业获得的数据必须是客观的，这对于数据库的建立十分重要，而数据库的建立是人工智能的核心基础。

智能化：大健康产业必然涉及海量数据，所以人工智能和大数据的应用对大健康产业来说是极其重要的。

远程化：由于专业人员数量以及高端仪器数量的限制，能够经济、无创、客观、有效评估健康状态的"远程健康评估终端"是大健康产业能够在全国各个区域获得广泛推广的核心技术。由远程健康评估终端及远程健康调养终端、大数据、人工智能作为三大要素构成的"智能远程健康管理系统"对于大健康的发展具有核心重要性。通过大数据传输以及依据人工智能的健康评估和调养，无论被检测人身处哪里，他都可以接受平等的健康评估和健康调养。而且，随着数据量的不断增加，其评估精准性及适用范围都会有不断的增长。

在以上内容的基础上，我们可以对大健康产业和医疗产业的性质及特征开展全面的比较。通过这些比较，我们能够更加深入全面地理解"中国式大健康"的主要性质和特征。

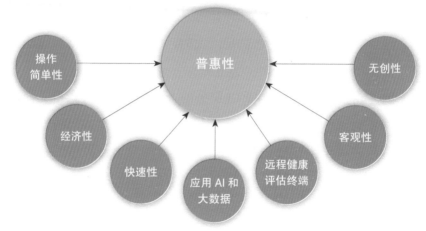

大健康核心技术必须具备的特征

大健康和医疗性质、特征的比较

	大 健 康	医 疗
主要人群	"未病"人群	"已病"人群
主要目标	预防健康向疾病前期、疾病前期向疾病转化，推动康复	诊治疾病
主要技术和标准	评估和调养技术及标准	诊治技术和标准
中医学定义	未病	已病
主要工作	评估疾病风险、调养疾病风险	诊断疾病、治疗疾病
主要技术	评估疾病风险和调养的技术及仪器	诊断和治疗疾病的技术和仪器
主要标准	评估和调养疾病风险的标准	诊断和治疗疾病的标准
主要机构	大健康管理中心	医院
服务频率	相对较高	相对较低
每次收费	相对较低	相对较高
技术特征	经济、无创、快速、易操作	各方面性质范围较广
对工作人员的技术要求	相对较低	相对较高
AI 和大数据的作用	核心技术基础	核心技术基础
中医学理念的作用	关键理论基础	中西医深度融合

大健康产业促进新质生产力

习近平总书记于 2023 年 9 月在黑龙江考察调研时首次提出"新质生产力"。大健康产业创造的生产力完全符合"新质生产力"的特点和标准，是典型的"新质生产力"。

1. 新质生产力的特点：创新

大健康行业和医疗行业在服务的人群上是完全不同的。大健康产业的发展必须依赖对大健康产业的核心技术和原理以及评估标准颠覆式的系统研究，其发展将引起一场新的科技革命。大健康产业的核心技术、发展范式，以及管理结构等都具有鲜明的创新性，例如：它需要由大数据、人工智能以及"远程健康评估终端"等创新技术支撑，它的服务机构可能是数量巨大、遍布全国的"大健康管理中心系统"，它每年将获取、传输和管理以亿为单位的生命健康数据。

2. 新质生产力的关键：质优

人工智能和大数据是中国式大健康产业的关键支撑，会显著提升疾病风险评估和调养过程的定量化和精准化程度。中国式大健康产业是通过融合中西医学中的精华而建立的。这些技术支撑将使得中国式大健康产业具有"质优"的特质。而中国式大健康的"以人民为中心"这一核心理念是保证大健康产业提供质优服务的理论基础。

3. 新质生产力的本质：先进生产力

人工智能和大数据的广泛应用、中西医学精华思想的融合等将使中国式大健康产业创新性地、显著地提升其生产效率和质量，发展出重大的生命健康领域的先进生产力。

4. 新质生产力的核心标志：全要素生产力的全面上升

人工智能和大数据的广泛应用、中西医学精华思想的融合等将使中国式大健康产业从多方面提升生产效率，达到全要素生产力的全面上升。

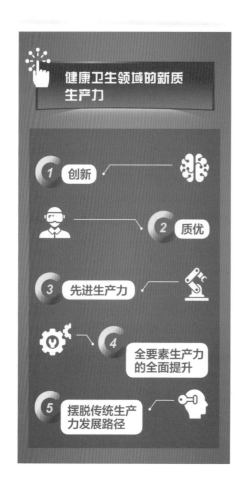

5. 摆脱传统经济增长模式，摆脱传统生产力发展路径

近年来，中国健康卫生领域发生了一个重大变化——社会老龄化的不断加剧正在对国家的医疗系统以及医疗保险系统造成愈加巨大的压力。中国式大健康产业的发展是对于这一重大和紧迫形势的应对，它将使中国的健康卫生领域从"以医疗为中心"的范式向"以大健康和医疗为双中心"的范式发生重大变革。大健康领域以"治未病"为主要目标，其和医疗领域在多方面有着根本的不同，因此大健康产业创造的生产力及其经济增长模式必然和医疗行业有着根本的不同。

参考文献

1. 王世贞. 有象列仙全传·卷六·孙思邈[M], 明万历书林杨初虹刊本.

2. Tu WJ, et al. Aging tsunami coming: the main finding from China's seventh national population census[J]. Aging Clin Exp Res. 2022; 34 (5): 1159–1163.

3. Campisi J, et al. From discoveries in ageing research to therapeutics for healthy ageing[J]. Nature. 2019; 571 (7764): 183–192.

4. Hou Y, et al. Ageing as a risk factor for neurodegenerative disease[J]. Nat Rev Neurol. 2019; 15 (10): 565–581.

5. Ma Q, et al. Temporal trend and attributable risk factors of stroke burden in China, 1990–2019: an analysis for the Global Burden of Disease Study 2019[J]. Lancet Public Health. 2021; 6 (12): e897–e906.

6. Wang YJ, et al. China Stroke Statistics: an update on the 2019 report from the National Center for Healthcare Quality Management in Neurological Diseases, China National Clinical Research Center

for Neurological Diseases, the Chinese Stroke Association, National Center for Chronic and Non-communicable Disease Control and Prevention, Chinese Center for Disease Control and Prevention and Institute for Global Neuroscience and Stroke Collaboration[J]. Stroke Vasc Neurol. 2022; 7(5): 415–450.

7. Peña ID, et al. Strategies to extend thrombolytic time window for ischemic stroke treatment: an unmet clinical need[J]. J Stroke. 2017; 19(1): 50–60.

8. Kaur H, et al. Drug therapy in stroke: from preclinical to clinical studies[J]. Pharmacology. 2013; 92(5–6): 324–334.

9. Matur AV, et al. Translating animal models of ischemic stroke to the human condition[J]. Transl Stroke Res. 2023; 14(6): 842–853.

02

火花：国粹和西学的碰撞融合

　　经过人类的长期探索以及在社会生活中的长久实践，中医学和西医学都具有了博大精深、有效和探求真理的特性，而它们各自也都有不同的内在缺陷。对于人类健康卫生领域来说，未来一个极重要、需要持续不断开展的工作就是客观地、深入系统地审视中医学和西医学中各自有价值的智慧和经验，同时揭示出它们各自内在的缺陷。这些研究的最终目标是建立起能够使中医学和西医学得以深度融合的理论基础，从而进一步建立起深入融合了中医学和西医学精髓的"世界医学"理论和"世界大健康"理论。

 一　中西医学对于大健康产业的价值和意义

　　相对于"中西医学交叉融合"的研究，至今在理论上关于中医学、西医学对大健康产业价值和意义的系统分析，以及关于在大健康领域中西医交叉融合的探讨还处于很早期状态。这是一个对中国式大健康产业的发展来说极其重要、而又是亟待开拓的巨大蓝海。只有通过融合中西医学中关于大健康的思想以及经验，中国式大健康才能够真正地建立起其先进的理念和经验体系，实现高质量的发展，创造出健康领域的重大新质生产力。

　　在大健康领域，中医学长期以来就有深刻的"治未病"的理念和经验，迫切需要我们充分挖掘中医学文化中的精髓，使其成为发展中国式大健康产业的重要战略。

　　必须注意到，中医学和中国传统文化有着深刻和全面的联系。中国

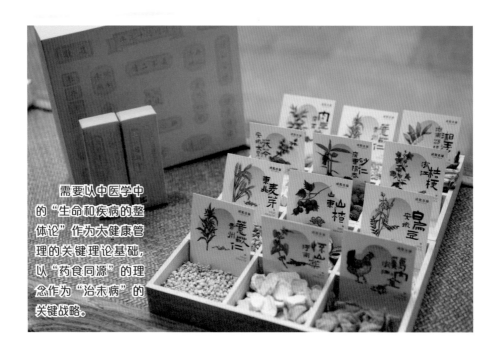

需要以中医学中的"生命和疾病的整体论"作为大健康管理的关键理论基础，以"药食同源"的理念作为"治未病"的关键战略。

式大健康产业的发展从本质上说不仅是一个科学问题、医学问题或产业问题，它也是一个文化问题和哲学问题。因此，我们在对中医学"治未病"理论的分析中，也需要深入分析它的文化和哲学基础。只有通过在医学、科学以及文化和哲学的多层次上的分析和归纳，我们才能够真正地发掘好中医学对于中国式大健康的关键价值。因此，本章节的一个重点是关于中医学在医学、科学以及文化和哲学的层次上对中国式大健康价值和意义的分析。

西医学也对一系列疾病的前期状态有一定程度的研究，例如对于"糖尿病前期"已有着科学的定义，这些成果是大健康产业的发展基础之一。但是，对于脑卒中等关键的重大疾病，西医学对于"疾病前"的评估方法尚不完善、普及。而对于一系列"疾病前"状态的系统调理，也很缺乏深入研究。本章节将对西医学对于大健康产业的重要价值及其内在缺陷开展一定程度的分析。由于这部分内容和其他章节的内容也有紧密关系，因此相当一部分内容将在本书的第四章、第五章等章节中陈述。

本章节的主要目标是对于中医学以及西医学中对于"大健康"有

重要价值和意义的理念、经验进行分析，并将探讨中西医学融合交叉的理论基础。依据这些分析，本章节也在初步的中西医交叉融合基础上提出了中国式大健康的重要发展战略及方向。由于中医学和西医学博大精深，本章节对于它们的分析不可能达到全面的程度，而只能够对这个重大领域做一个开创性的、早期的研究，其目的是为这个重大领域的研究建立一个基础。随着大健康产业的不断发展，可以预期这方向的研究将会持续深入下去。我们需要坚持中国式大健康产业发展的一个纲领：不断融合中医学、西医学关于生命健康的思想和经验的精髓，同时不断创新。

在对中医学的评价中，越来越多的证据说明传统意义上对"科学"的定义已愈加显示出了其不全面性，其严重阻碍了对中医学的客观、准确的评价。所以，为了能够客观地评价中医学对于大健康产业的价值和意义，本章节将专门就"科学"定义的修改和扩充做出陈述。

中医学的文化基础及其核心思想

人类创造了文化，同时文化也塑造了人类。正如中国历史学家钱穆先生（1895—1990年）在《中国历史精神·中国文化与中国人》中所说："本来是由中国人创造了中国文化，但也可说中国文化又创造了中国人。"一部人类文明发展史，就是一部文化史，同时也是一部人类与疾病的斗争史。文化具有历史属性、现实属性、渗透属性、继承属性及社会属性等特征，决定了它对健康与疾病有广泛而持久的影响。保持健康与防治疾病不仅是一个生物医学的过程，更是在文化浸润下的社会实践。文化影响着人们的生命观与健康观，并决定日常生活方式、对自身疾患的认知和体验、对疾病症状意义的解释，以及预防疾病的理论与方法等方面。

《易经》是中华民族的文化原典，凝聚着深邃的哲学智慧，塑造了中华民族的思维和逻辑方式，对中华文化产生了深远而全面的影响。中医学作为中华文化的典型代表，其核心理论根植于《易经》中的哲学思想，"阴阳五行理论""天人合一理念""象数思维"贯穿中医学理论，在诊断、治疗、预防疾病等方面形成了独特的理念与方法，"以人为本"的生命观深刻影响着中医学理论和实践。

中医学的逻辑主要是辩证逻辑、归纳逻辑。中国文化中逻辑思想的代表就是《易经》中表达的思想：世界是按照群体、"模态"变化的，是不断的"阴阳"模态之间的转化。仅仅发现单个变化是不足以揭示世界的真实的。中医学的一个核心思想就是《易经》中的"阴阳学说"，以这一理论为基础，中医学建立了一系列逻辑自洽的基本原理，而这些原理是本章节中将陈述的中医学一些重要思想和理念的概括性描述。

生命和疾病的整体论：各个组织和器官的变化不是割裂的，而是通过"金木水火土"等关系紧密相关的。生命医学的本质是预防或者扭转人体状态的群体变化向阴阳平衡点的偏离。

生命和疾病的辩证论：由于生命的状态是由群体决定的，所以在不同的具体情况下某个特定的变化对于健康可以产生不同的作用，需要开展个性化的诊疗。同时，对于疾病必须采取"上病下治""下病上治""同病异治""异病同治"的辨证治疗策略。

"天人合一"的思想：即人和自然本质上为一个整体的概念。

经络学说：中医学相对不重视器官的独立性，但是特别重视连接人体各部分的"经络系统"。尽管经络的真实结构长期以来并不清楚，但是依据于经络理论的针灸学等治疗调理方法长期以来是中医学的一个关键组成部分。

经验医学："道可道，非常道"，中医学认为经验的长期归纳是可信的。例如人参的效果是被长期证明的，古人通过归纳就可以得出对于人参药用价值的判断，尽管古人对于该原理并不清楚。如果等到原理全部清楚时中药才能够被应用，那将会对人类健康造成不可弥补的损失。针对中医学的这个关键理念，有必要对于"科学"的定义加以反思。

三　中医学关于养生的重要思想和理念

在以上对中医学的文化基础以及核心理念分析的基础上，本部分将对中医学关于养生的重要思想和理念作一个具体、系统的分析。以下内容将重点分析这些重要思想和理念对于养生的启示，以及对于大健康产业发展的启示。

1. 中医学理论的哲学基础

中医学理论的哲学基础在《黄帝内经》中有着较全面深刻的表达。《黄帝内经》包括《素问》与《灵枢》两部分，是中国古代医学经典之一。其哲学基础主要建立在中国传统思想文化的优秀发展成果之上，融合了诸多学派的观点。

首先，它吸取了《易经》的宇宙观、自然观和生命观作为其基础。其次，它结合了黄老道家的自然哲学以及人生哲学的基本观点，特别是老子的思想，其成为《黄帝内经》的自然哲学基础。《老子·第二十五章》提出："人法地，地法天，天法道，道法自然。"这些观点共同构成了中医学对于生命生老病死的变化规律及其与自然万物的变化规律紧密互动关系的论述，完整体现了"天人合一"的本体论理念。

基于以上哲学基础，《黄帝内经》涵盖了阴阳五行、脏腑经络、气血精神、病因病机、诊法治则、养生预防、天人相应以及形神合一等理论，构成了中医学的核心理论体系。这些理论不仅为中医临床实践提供了指导原则和方法，也为人类健康事业的发展做出了重要贡献。《黄帝内经》的哲学基础深受中国古代哲学的影响，尤其是"气一元论""阴阳五行学说"等。

（1）气一元论：《黄帝内经·素问·天元纪大论》认为，"太虚寥廓，肇基化元，万物资始，五运终天"，中医学接受了中国古代唯物的"气一元论"的哲学思想，认为"气"是宇宙万物的本原。在宇宙形成之前，存在着一种原始的气，这种气是万物生成的起点。《黄帝内经·素问·宝命全形论》提出："人以天地之气生，四时之法成。"它认为人与宇宙万物一样，都是由天地之气孕育而生，遵循四时的规律而成长。

（2）**阴阳五行学说**：阴阳五行学说构成了中医理论的核心，不仅解释了自然界的运行规律，也为中医的诊断和治疗提供了理论依据。《黄帝内经·素问·阴阳应象大论》系统阐述了阴阳学说，指出"阴阳"是宇宙间一切事物的基本属性和存在形式，它们相互作用、相互制约，从而推动万物的发展变化。

阴阳的基本原理："阴阳者，天地之道也，万物之纲纪，变化之父母，生杀之本始，神明之府也。"阴阳是宇宙间一切事物的基本规律和原则，是万物生成、变化和消亡的根本原因；"积阳为天，积阴为地。阴静阳躁，阳生阴长，阳杀阴藏。阳化气，阴成形。"这段话表达了以下思想：阳主动而阴主静，阳主生发而阴主收藏，阳气化为无形的气，阴气形成有形的物。

五行的相生相克："东方生风，风生木……南方生热，热生火……中央生湿，湿生土……西方生燥，燥生金……北方生寒，寒生水……"五行相生的关系，即指一种元素能够促进另一种元素的生成；"风胜则动，热胜则肿，燥胜则干，寒胜则浮，湿胜则濡泻。"这段文字描述了五行之间相互制约和平衡的关系。

阴阳五行与人体健康："人有五脏化五气，以生喜怒悲忧恐。"中医学认为人体的五脏与五行相对应，并通过五行的生克关系影响人的情绪和健康状况；"阴胜则阳病，阳胜则阴病。阳胜则热，阴胜则寒。"阴阳失衡将导致疾病的发生，因此需要通过调和阴阳来治疗疾病。

阴阳五行与治疗原则：中医的治疗法则"法于阴阳，和于数术""善用针者，从阴引阳，从阳引阴，以右治左，以左治右"，指出调和阴阳是中医治疗的基本原则，通过调整阴阳平衡来达到治疗疾病的目的。"阳病治阴，阴病治阳，定其血气，各守其乡"则进一步说明了治疗时要根据疾病的阴阳属性来选择相应的治疗方法。《黄帝内经·素问·宣明五气》中讲述了五行相生相克的规律，以及五行与人体脏腑之间的对应关系。

（3）**天人相应理论**："天人相应"体现了中医理论中人与自然和谐相处的重要思想。

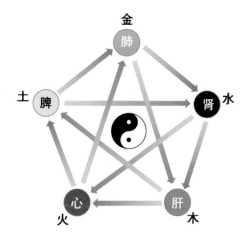

"阴阳五行理论"在中医学中的应用

天人同构："人与天地相参也，与日月相应也。"认为人体与宇宙自然界存在着一种同构的关系，即人体的结构和功能与天地自然相对应。强调了人与自然界的紧密联系，认为人体的生理活动与自然界的变化是相互影响的。

四季变化与人体的关系："故阴阳四时者，万物之终始也，死生之本也。逆之则灾害生，从之则苛疾不起，是谓得道。""春三月……夏三月……秋三月……冬三月……此冬气之应，养藏之道也。"指出人应顺应四时变化来调整生活习惯和饮食，以达到身体健康的目的。

昼夜晨昏与人体的关系："以一日分为四时，朝则为春，日中为夏，日入为秋，夜半为冬。"一天之中，人体的生理活动也随着昼夜的变化而变化。

日月星辰和人体的关系："月始生，则血气始精，卫气始行；月郭满，则血气实，肌肉坚；月郭空，则肌肉减，经络虚，卫气去，形独居。"指出月亮的盈亏变化对人体气血盛衰的影响。

地理环境与人体的关系："东方之域……西方者……北方者……南方者……中央者……其民食杂而不劳，故其病多痿厥寒热，其治宜导引按跷。"提出了不同地域环境对人体的影响，以及相应的治疗方法。

2."天地合气、和谐统一"的宇宙观

中医学的宇宙观在《黄帝内经》中有着较全面和深刻的表达。《黄帝内经》的宇宙观是中医学中一个重要的概念，它将人与宇宙万物视为统一的整体，强调"天地人"三者之间的相互联系和影响。深刻地体现了古代中国哲学中"天人合一"的思想。在《黄帝内经》中，宇宙观与生命观紧密相连，认为人体的生理和病理是与宇宙的运行规律相呼应的。这种宇宙观不仅包含了对自然现象的观察和理解，还涵盖了对人体生命活动的深入洞察。

天地合气："天地合气，六节分而万物化生矣。"宇宙万物的生成和变化都源于阴阳两气的交互作用。"阴阳者，天地之道也，万物之纲纪，变化之父母，生杀之本始，神明之府也。"中医理论认为阴阳的运动转化是宇宙的基本法则，它们相互作用、相互制约，从而推动了万物的生成和变化。

宇宙的动态平衡："阴平阳秘，精神乃治；阴阳离决，精气乃绝。"中医理论认为阴气和阳气两者之间互相制约、相互调节，从而维持在一个相对平衡的状态，人才会精神饱满、有活力。阴阳之间的平衡对于维持生命活动极其重要，而阴阳失衡则会导致生命的消亡。

整体观念："人以天地之气生，四时之法成。""言人者求之气交。帝曰：何谓气交？岐伯曰：上下之位，气交之中，人之居也。"这几段话强调了人体功能的整体性，认为人体是一个小宇宙，与大宇宙在结构、功能和规律上有着深刻的联系和相似性。这种整体性体现了中医的宏观视角和系统思维。

3."珍爱生命、以人为本"的生命观

《黄帝内经·素问·宝命全形论》中的论述，代表性地阐述了中医学生命观的主要理念。

人类生命是天地演化的产物："人生于地，悬命于天，天地合气，名之曰人。"天地合气是万物化生的起点，人类生命和自然界的其他事物一样，都是天地的阴阳二气交感和合而形成的。这一观点体现了宇宙生

命起源的有机生成论，即天地间的相互作用和变化是生命产生和发展的基础，充分体现了唯物主义无神论的生命观。

以人为本，保全形体：中医理论认为天地万物之中，最高贵的莫过于人。"天覆地载，万物悉备，莫贵于人。"即强调了对生命的尊重和保护。中医学是站在疾病与人的角度去探索生命，强调尊重人、关爱人、治病救人。"人者，天地之镇也。"即认为人类生命的价值，在于人是天地间的重要枢纽。医乃仁术，治病救人是履行"宝命全形"的天职。敬畏生命是人人应当遵守的自然法则。因此，养生的实质就是尊爱生命，养护身体以达到抵御疾病、臻于寿域的目标。

4. "形与神俱、精神内守"的健康观

什么是健康？中医学的健康观主张形与神俱，即形神相印，也称为形神合一。形体和神明相互依存、相互影响，形体是神明存在的物质基础，而神明则是形体活动的主导力量。形神统一的整体观念不仅是中医理论的核心，也是中医诊疗和养生实践的重要指导原则。具体包括以下思想。

形神合一，乃成为人："血气已和，营卫已通，五脏已成，神气舍心，魂魄毕具，乃成为人。"《黄帝内经·灵枢·天年》中的这段话讨论了人的形成：在气血营卫、脏腑经络等形体生成的基础上，人体生命活动乃至精神活动随之而生。形神需要具有统一性，只有形神合一，才能构成一个完整的人。

形神和谐是健康的基础：中医理论认为形与神在生理和病理上相互作用。《黄帝内经·灵枢·本脏》记载："人之血气精神者，所以奉生而周于性命者也。"指出在生理状态下，形神的和谐是健康的基础。《黄帝内经·素问·上古天真论》进一步论述了保持健康的方法："虚邪贼风，避之有时，恬淡虚无，真气从之，精神内守，病安从来。"其认为避免外界的不良影响（"虚邪贼风"），保持内心的平静和宁静（"恬淡虚无"），以及维护精神的内在稳定（"精神内守"），可以有效预防疾病的发生。《黄帝内经·素问·上古天真论》指出："形与神俱，而尽终其天年，度百

岁乃去。"以上论述均指出形与神俱是健康长寿的前提。

形神失调导致疾病的发生："得神者昌，失神者亡。"《黄帝内经·素问·移精变气论》指出，在病理状态下，形神的失调会导致各种疾病。《黄帝内经·素问·疏五过论》进一步指出了精神情志异常可导致疾病的发生："凡欲诊病者，必问饮食居处，暴乐暴苦，始乐后苦，皆伤精气。精气竭绝，形体毁沮。"其认为异常的精神和情志变化可导致形体病变，因此调神的同时，应该同时纠正形体异常。

健康人的标准：什么是健康的人？《黄帝内经·灵枢·本藏》给出了标准："人之血气精神者，所以奉生而周于性命者也。经脉者，所以行血气而营阴阳，濡筋骨，利关节者也。卫气者，所以温分肉，充皮肤，肥腠理，司关合者也。志意者，所以御精神，收魂魄，适寒温，和喜怒者也。是故血和则经脉流行，营复阴阳，筋骨劲强，关节清利矣。卫气和则分肉解利，皮肤调柔，腠理致密矣。志意和则精神专直，魂魄不散，悔怒不起，五脏不受邪矣。寒温和则六腑化谷，风痹不作，经脉通利，肢节得安矣。此人之常平也。"中医将健康人称为"平人"，即气血平和，无偏差。其中所蕴含着的人类健康的标准是准确而全面的，即健康包括生理、心理和环境适应能力等诸多方面。

5."法于阴阳，顺应自然"的理念

中医学理论的一个重要理念——"法于阴阳，顺应自然"，即遵循阴阳法，遵循阴阳变化的规律。自然界一切事物的运动都遵循着阴阳之道。自然界中的阴阳消长变化，既有四时节律，也有昼夜节律，天人相应，人的气血运行节律相应地有四时节律、更有人体本身的生长周期。具体包括以下思想。

四时节律：《黄帝内经·素问·宝命全形论》指出，"人以天地之气生，四时之法成"，人的生命秉承天地之气而产生，遵循四时之法而成长。需要调养精神和形体来适应四时气候变化：春季应顺应生发之气，夏季应养长之气，秋季应养收之气，冬季应养藏之气。这些养生原则旨在帮助人们预防疾病，增强体质，实现身心和谐。

春

春三月，此谓发陈，天地俱生，万物以荣。夜卧早起，广步于庭，被发缓形，以使志生，生而勿杀，予而勿夺，赏而勿罚，此春气之应，养生之道也。

春季养生的原则是晚睡早起，多在户外散步，放松身心，以顺应春天的生发之气，促进身体健康。

夏

夏三月，此谓蕃秀，天地气交，万物华实。夜卧早起，无厌于日，使志无怒，使华英成秀，使气得泄，若所爱在外，此夏气之应，养长之道也。

夏季养生的方法是保持心情愉悦，避免愤怒，以利于气机的宣泄和身体的养护。

秋

秋三月，此谓容平，天气以急，地气以明。早卧早起，与鸡俱兴，使志安宁，以缓秋刑，收敛神气，使秋气平，无外其志，使肺气清，此秋气之应，养收之道也。

秋季应当早睡早起，保持心态平和，以适应秋天的收敛之气，养护肺脏。

冬

冬三月，此谓闭藏，水冰地坼，无扰乎阳。早卧晚起，必待日光，使志若伏若匿，若有私意，若已有得，去寒就温，无泄皮肤，使气亟夺。此冬气之应，养藏之道也。

冬季应早睡晚起，避免寒冷，保持身体温暖，以顺应冬天的闭藏之气，养护肾脏。

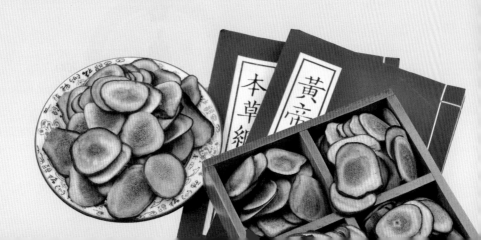

四时养生原则

	春	夏	秋	冬
自然规律	春主生发	夏主生长	秋主收敛	冬主收藏
人体功能	肝气内应	心气内应	肺气内应	肾气内应
养生原则	顺应生发之气	顺应养长之气	顺应养收之气	顺应养藏之气
养护五脏	养护肝脏	养护心脏	养护肺脏	养护肾脏

昼夜节律：中医理论认为人体内营卫气血的运行具有昼夜节律。《黄帝内经·灵枢·顺气一日分为四时》将一日分为四个时段，对应四季："春生、夏长、秋收、冬藏，是气之常也，人亦应之。以一日分为四时，朝则为春，日中为夏，日入为秋，夜半为冬。"并进一步论述四时人体气血运行规律："朝则人气始盛，病气衰，故旦慧；日中人气长，长则胜邪，故安；夕则人气始衰，邪气始生，故加；夜半人气入脏，邪气独居于身，故甚也。"指出人气的生、旺、衰、弱的昼夜变动，源于天地的阳气升浮敛藏。此外，中医理论还归纳了昼夜卫气运行的规律，《黄帝内经·灵枢·大惑论》指出："卫气者，昼日常行于阳，夜行于阴，故阳气尽则卧，阴气尽则寤。"《黄帝内经·灵枢·营卫生会》："卫气行于阴二十五度，行于阳二十五度，分为昼夜，故气至阳而起，至阴而止。"《黄帝内经·灵枢·口问》则用阴阳之气的运行解释睡眠与觉醒："阳气尽，阴气盛，则目瞑；阴气尽而阳气盛，则寤矣。"即昼夜节律可影响人的睡眠－觉醒状态。

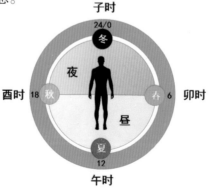

昼夜与四季对应

黄帝内经·素问·上古天真论

女子七岁，肾气盛，齿更发长。二七而天癸至，任脉通，太冲脉盛，月事以时下，故有子。三七，肾气平均，故真牙生而长极。四七，筋骨坚，发长极，身体盛壮。五七，阳明脉衰，面始焦，发始堕。六七，三阳脉衰于上，面皆焦，发始白。七七，任脉虚，太冲脉衰少，天癸竭，地道不通，故形坏而无子也。

丈夫八岁，肾气实，发长齿更。二八，肾气盛，天癸至，精气溢泻，阴阳和，故能有子。三八，肾气平均，筋骨劲强，故真牙生而长极。四八，筋骨隆盛，肌肉满壮。五八，肾气衰，发堕齿槁。六八，阳气衰竭于上，面焦，发鬓斑白。七八，肝气衰，筋不能动。八八，天癸竭，精少，肾脏衰，形体皆极，则齿发去。肾者主水，受五脏六腑之精而藏之，故五脏盛，乃能泻。

生长周期：中医理论总结了男女一生的生长周期。男女具有不同的发育、生育周期，女性以七年为一周期，男性以八年为一周期。

十二时辰经络气血流注：经络理论认为，人体气血昼夜循行，按十二时辰分别输布于不同脏器。《黄帝内经·灵枢·五十营》指出：营卫之气，一日夜分别运行五十周，周而复始，共行八百一十丈。《黄帝内经·灵枢·卫气行》指出：卫气"一日一夜五十周于身，昼行于阳二十五周，夜行于阴二十五周，周于五脏。"《黄帝内经·素问·八正神

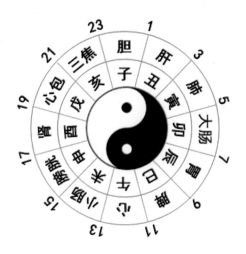

十二时辰气血流注

明论》指出：凡刺之法，必候日月星辰四时八正之气，气定乃刺之。一天当中，人体经络气血具有随时间变化而流注的规律。遵循这一规律，可以更好地理解人体健康状况，指导临床治疗和养生保健。

6."调摄精神，情志平和"的理念

中医理论非常重视情志对生理、病理的影响，养生理念中的一个重要理念是："调摄精神，情志平和"，具体包括以下思想。

保持心态的恬淡和内心的宁静：《黄帝内经·素问·上古天真论》指出："恬淡虚无，真气从之，精神内守，病安从来。"这里强调了保持心态的恬淡和内心的宁静是维护健康的重要因素。一个心态平和、精神内守的人，其生命力（真气）自然充沛，疾病难以侵扰。

顺应自然规律、调节情绪：《黄帝内经·灵枢·本神》指出："智者之养生也，必顺四时而适寒暑，和喜怒而安居处，节阴阳而调刚柔。"认为智者养生，顺应自然规律、调节情绪，通过调和情绪，保持心态平和，有助于精神的养护。

内心充满平和之气：《黄帝内经·素问·五运行大论》指出："五气更生，各有所先，非其位则邪，当其位则正。"认为五脏之气应各自回归其位，以达到和谐状态。内心充满平和之气，其五脏之气自然和谐，有助于生命力的旺盛。

五脏之气自然和谐，情志平和：《黄帝内经·灵枢·本脏》明确了五脏与六腑的功能不同："五脏者，所以藏精神血气魂魄者也；六腑者，所以化水谷而行津液者也。"五脏，即心、肝、肺、脾、肾，与精神活动密切相关。一个情志平和的人，其五脏之气自然和谐，有助于精神的养护。

7."食饮有节，谨和五味"的理念

中医理论中的"食饮有节"和"谨和五味"强调了适度饮食和合理调配五味对于维持身体健康和促进长寿的重要性，具体包括以下思想。

保持食饮有节制：《黄帝内经·素问·上古天真论》描述了上古的

人们养生的方法，"上古之人，其知道者，法于阴阳，和于术数，食饮有节，起居有常，不妄作劳，故能形与神俱，而尽终其天年，度百岁乃去"，指出古人遵循自然规律（即"阴阳规律"）和适度的生活方式（即"术数"），包括适度的饮食（"食饮有节"），以此来保持身体和精神的和谐统一，从而达到长寿的目的。

谨慎调配五味：中医理论认为饮食的五味（即酸、苦、甘、辛、咸）偏离多少与健康密切相关。

黄帝内经·素问·生气通天论

谨和五味，骨正筋柔，气血以流，腠理以密，如是则骨气以精。

————————————————————————

日常饮食谨慎调配五味，不过于偏好某一味，可以使骨骼正直、筋脉柔韧，气血流通，从而达到身体健康的状态。

此外，中医理论还认为四季与五脏相对应，应根据季节变化时时调整饮食口味。

黄帝内经·素问·五运行大论

五气更生，各有所先，非其位则邪，当其位则正。

————————————————————————

五脏之气各回归其位，以达到和谐状态。

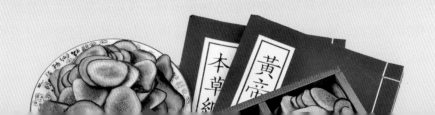

黄帝内经·素问·脏气法时论

肝主春，心主夏，脾主长夏，肺主秋，肾主冬。

————————————————————

春季宜食酸味以养肝，夏季宜食苦味以养心，长夏宜食甘味以养脾，秋季宜食辛味以养肺，冬季宜食咸味以养肾，这也是"谨和五味"的体现。总之，合理的饮食调配，即"谨和五味"，有助于五脏之气的和谐，进而促进生命力的旺盛。

五脏配五味

五 脏	五 味	四 季
肝	酸	春
心	苦	夏
脾	甘	长夏
肺	辛	秋
肾	咸	冬

药食同源，气味合服：药食同源是中医学的重要理论，强调了通过合理的饮食来维持健康和预防疾病的重要性，是中医学与饮食文化相结合的产物，在我国至今仍对人们的健康生活方式产生着深远的影响。《黄帝内经·素问·六节脏象论》指出："天食人以五气，地食人以五味。五气入鼻，藏于心肺，上使五色修明，音声能彰。五味入口，藏于肠胃，味有所藏，以养五气，气和而生，津液相成，神乃自生。"强调饮食五味滋养五脏。《黄帝内经·素问·脏气法时论》论述到："毒药攻邪，五谷为养，五果为助，五畜为益，五菜为充。气味合而服之，以补精益气。"中医理论认为食物和药物的气味相结合，可以起到补充人体精气的作用。因此，在治疗疾病时，应使用药物攻击病邪，同时通过五谷

（粮食）、五果（水果）、五畜（肉类）、五菜（蔬菜）滋养身体，辅助恢复健康。隋唐名医杨上善（约575—670年）所撰写的《黄帝内经太素》，进一步明确了食物亦可以为药治疗疾病："空腹食之为食物，患者食之为药物。"对于健康人来说，某些物质是作为食物来满足饥饿和营养需求的；而对于患者来说，同样的物质则作为药物来治疗疾病。药食同源的理论是天人合一思想的体现，是人与自然的统一，体现了中华民族对自然界的认知和利用、对人体健康的关注和维护，是中华文化的智慧和精髓。"药食同源"是中国式大健康闭环管理的重要环节和现实路径。

8."形劳不倦，动而中节"的理念

"形劳不倦，动而中节"是中医学理论运动养生的重要理念，其主要内涵包括以下内容。

主张身体劳动适度：《黄帝内经·素问·上古天真论》描述了古人的养生方法，"上古之人，其知道者，法于阴阳，和于术数，食饮有节，起居有常，不妄作劳，故能形与神俱"，并进一步补充到："是以志闲而少欲，心安而不惧，形劳而不倦，气从以顺，各从其欲，皆得所愿。"中医理论主张遵循自然规律（阴阳）和适度的生活方式（术数），身体劳动应适度，不过度劳累。适度的劳动和活动有助于气血流通，进而促进生命力的旺盛，从而达到身体健康和精神愉悦的平衡、和谐统一。

顺应春气：中医理论认为春天阳气初发，万物复苏，生长机能旺盛。《黄帝内经·素问·四气调神大论》指出："春三月，此谓发陈，天地俱生，万物以荣，夜卧早起，广步于庭，被发缓形，以使志生。"因此，春季养生，提倡应当晚睡早起，在庭院中散步，以此来顺应春气，促进身体的生机和活力。

保持适度的运动：中医学倡导养生功法。《黄帝内经·素问·生气通天论》指出："谨和五味，骨正筋柔，气血以流，腠理以密，如是则骨气以精。"通过适度的运动和饮食调养，可以使骨骼正直、筋脉柔韧、气血流通，从而达到身体健康的状态。早在春秋战国时，以呼吸运动为主的"导引"方法已相当普遍。到了汉代，导引疗法又得到进一步发展。1973年湖南省长沙市马王堆三号西汉墓出土帛画《导引图》，共有图像44幅，每图均绘有一个运动姿势的人像，有男有女，有老有少。所绘人物姿态动作各异，或坐，或站，或徒手导引，或持器械发功。这是最早的体操图谱。

目前依然在民间广泛传播的传统养生功法，有八段锦、五禽戏、五行掌、易筋经、太极拳等。东汉名医华佗（约145—208年）在吸收前人成就的基础上创造了"五禽之戏"，它是模仿虎、鹿、熊、猿、鸟等5种禽兽动作姿态的保健体操。养生功法八段锦起源于宋代，据南宋翰林学士洪迈（1123—1202年）所撰《夷坚乙志·卷九·八段锦》记载："政和七年（1117年），李似矩为起居郎（古代官职，掌管记录皇帝日常行动与国家大事）……效方士熊经鸟申之术……尝以夜半起坐，嘘吸按摩，行所谓八段锦者。"

养生功法是一种身心锻炼方法，它以呼吸的调整、身体活动的调整和意识的调整（调息，调身，调心）为手段，旨在通过特定的动作促进气血流通，以强身健体、防病治病、健身延年。

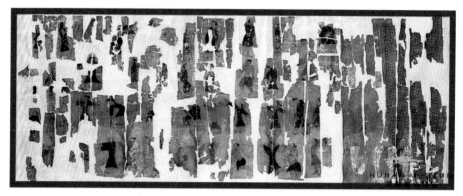

马王堆三号西汉墓出土帛画《导引图》（引自湖南省博物馆）

避免五劳所伤：中医理论认为，五脏功能过度使用，可损伤五脏气血，导致疾病的发生。《黄帝内经·素问·宣明五气》和《黄帝内经·灵枢·九针论》认为：久视伤血，久卧伤气，久坐伤肉，久立伤骨，久行伤筋。指出这五种疲劳方式分别对应着人体不同方面的损伤，是养生的大忌。同时也强调了适度运动的重要性，以及运动对于维持身体健康的积极作用。

五劳致病因素与五脏气血损伤关系

五　脏	五劳（病因）	损　伤
肝	久行	伤筋
心	久视	伤血
脾	久坐	伤肉
肺	久卧	伤气
肾	久立	伤骨

9.“以仁养身，大德必寿”的理念

中医学的养生观念与道德修养有着内在的联系。所提倡的平和心态、顺应自然、调节情绪等原则，都是以个人道德修养为基础的养生方法。通过这些方法，遵守这些原则行事，可以达到身心的和谐，促进健康和长寿。具体包括以下思想。

保持恬淡和宁静：《黄帝内经·素问·上古天真论》记载，“恬淡虚无，真气从之，精神内守，病安从来”，这句话强调了保持心态的恬淡和内心的宁静是维护健康的重要因素。一个心态平和、道德修养良好的人，其精神状态自然充实，有助于抵御疾病的侵袭。中医理论将人的情感归纳为七情五志即，喜、怒、悲（忧）、思、恐（惊），并与五脏对应。正如《黄帝内经·素问·阴阳应象大论》所载：“人有五脏化五气，以生喜怒悲忧恐。”七情五志是人的正常的情绪，通常情况下不会致病，但情志太过就可引起气机失调，成为致病的因素。

节制欲望：中医理论主张平和为贵，过犹不及，这也是中和思想的体现。正如《黄帝内经·素问·上古天真论》所载：“是以嗜欲不能劳其目，淫邪不能惑其心，愚智贤不肖不惧于物，故合于道。”这里提到

七情五志与五脏气机的关系

五　脏	五志（七情）	气机损伤	症　状
肝	怒	气上	头涨、头痛、目赤、急躁易怒、嗳气呕恶等
心	喜	气缓	心气涣散、心神不能内守，举止失常
脾	思	气结	胸脘痞满、食减纳呆、大便溏泄
肺	悲（忧）	气消	气短懒言、声低细微
肾	恐（惊）	气下	两便失禁、男子遗精、女子月经不调，伴腰膝酸软无力

了通过节制欲望和避免邪恶的诱惑来保持心灵的纯洁和健康，这与道德修养的理念相吻合。

顺应自然规律、调节情绪：中医理论认为，顺应自然而养生也是有德的一种表现。《黄帝内经·灵枢·本神》提出："智者之养生也，必顺四时而适寒暑，和喜怒而安居处，节阴阳而调刚柔。"智者养生顺应自然规律、调节情绪，这些都是道德修养的一部分。

构建高度道德修养的社会：中医理论对于健康养生的思考，同样重视其社会性。《黄帝内经·素问·上古天真论》所说："故美其食，任其服，乐其俗，高下不相慕，其民故曰朴。"道德修养高的社会，人们满足于自己的食物、服饰和习俗，不羡慕他人的地位和财富，这种心态有助于身心健康。

四　中医学对于"中国式大健康"的启示和价值

1. 中医学的哲学观的价值

中医学的哲学观深植于中国古代的宇宙观和生命观之中，其核心理念为"天人合一"，强调人与自然界的和谐统一。它提供的养生启示包括以下内容。

调和阴阳五行：人体健康的状态是阴阳平衡、五脏和谐的状态。养生应当注重调和阴阳，平衡五脏，通过合理饮食、适度运动、调整情志等手段，维持身体的阴阳平衡，促进气血流通，避免疾病的发生。

顺应自然规律：人应顺应自然界的四时变化，即春生、夏长、秋收、冬藏的自然规律。在不同的季节，人们应当调整自己的生活习惯和饮食结构，以适应自然界的变化，从而达到养生的目的。

《黄帝内经》对于中国式大健康产业发展的战略启示，主要是其对生命和健康的整体观念以及其系统思维特别值得借鉴。大健康行业在提供服务时，应考虑个体的全面健康状况，包括身体、心理、社会和环境等多方面因素。这为大健康行业提示了发展方向——向"全生命周期健

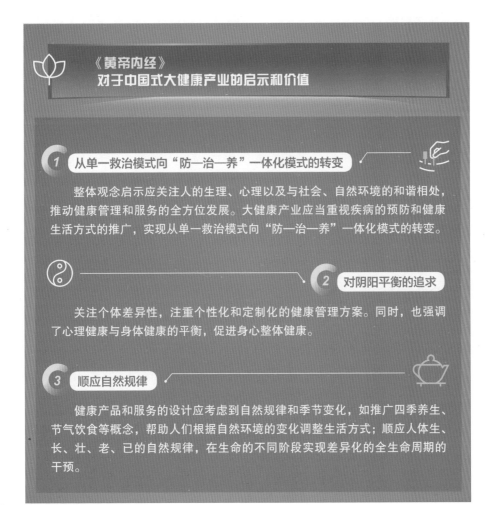

《黄帝内经》对于中国式大健康产业的启示和价值

1 从单一救治模式向"防—治—养"一体化模式的转变

整体观念启示应关注人的生理、心理以及与社会、自然环境的和谐相处，推动健康管理和服务的全方位发展。大健康产业应当重视疾病的预防和健康生活方式的推广，实现从单一救治模式向"防—治—养"一体化模式的转变。

2 对阴阳平衡的追求

关注个体差异性，注重个性化和定制化的健康管理方案。同时，也强调了心理健康与身体健康的平衡，促进身心整体健康。

3 顺应自然规律

健康产品和服务的设计应考虑到自然规律和季节变化，如推广四季养生、节气饮食等概念，帮助人们根据自然环境的变化调整生活方式；顺应人体生、长、壮、老、已的自然规律，在生命的不同阶段实现差异化的全生命周期的干预。

康管理"和"综合健康服务模式"的发展。

2. 中医学的宇宙观的价值

中医学"天地合气、和谐统一"的宇宙观提供的养生启示，主要包括与自然和谐共生。树立全面、和谐、平衡的养生理念，强调与自然和谐共生，通过顺应自然规律、调和阴阳、五行、情志、饮食、运动等方面来达到身心健康、延年益寿的目的。

3. 中医学的生命观的价值

中医学"珍爱生命、以人为本"的生命观，要求人们首先珍爱生命，远离损害。尊重自己的身体和生命过程，避免过度消耗和损害健康的行为。其次要终身学习，主动养生。不断学习和适应新的健康信息和养生方法。采取主动的态度来维护健康。然后，须自我调养，预防为主。掌握基本的养生知识和自我调养技能。重视健康的生活习惯，避免不良生活方式，降低疾病风险。强调预防疾病的重要性。

中医学的生命观对于"中国式大健康"的发展有以下启示和价值：它的以人为本的生命观，强调以人的整体福祉为核心，关注人的生理、心理、情感和社会需求。这一点也是"中国式"大健康的重要理念。

健康教育为先：加强健康教育，提升公众的健康意识和自我管理能力。通过教育和宣传，帮助人们了解健康的生活方式，鼓励他们采取积极的行动来维护和提升自己的健康。开启养生保健的"主动模式"。

全面健康管理：提供全面的健康管理服务，不仅仅关注疾病的治疗，还要重视疾病的预防、健康教育、生活方式的指导以及心理健康的支持。通过全方位的健康管理，促进个体的整体健康和福祉。

个性化服务：提供个性化的服务和解决方案。这包括个性化的健康评估、定制化的健康计划和针对性的干预措施，以满足不同个体的需求。

建立以"人"为中心的健康评价 - 干预新体系：以人为本，注重生命体验，创立常态化、无创的健康评价 - 干预新体系。这一体系以人的整体福祉为核心，全面关注人的生理、心理、情感和社会需求。

4. 中医学的健康观的价值

中医学"形与神俱、精神内守"的健康观对养生有重要启示。

情志调摄：精神状态对身体健康有着直接的影响。《黄帝内经》中提到"恬淡虚无，真气从之"，意味着保持心态平和、情绪稳定对于养生至关重要。应通过冥想、呼吸练习、音乐疗法等方式来调节情绪，减少压力和焦虑。

整体观念："形神合一"的健康观强调人体是一个整体，身心相互影响。因此，在健康养生时不仅要注意身体健康，也要关注心理和情感的健康，实现身心的整体和谐。

饮食调养："形神合一"的健康观认为饮食是维持生命活动和身体健康的重要因素。合理的饮食可以滋养形体，进而影响精神状态。因此，应注重饮食的质量和数量，遵循"食饮有节"的原则，选择适合自身体质的食物，避免过食或偏食。掌握"药食同源"的知识，将药膳饮食调养贯穿于日常生活。

中医学的健康观对于"中国式大健康"有重要启示。

整体健康理念的推广："形神合一"的健康观强调了人的身体和精神是相互联系、不可分割的整体。这对大健康产业意味着在提供产品和服务时，应考虑到消费者的身心健康，推广整体健康的理念。

心理健康的重要性：大健康产业应当重视心理健康服务的发展，如心理咨询、情绪管理课程、冥想和瑜伽课程等，帮助消费者达到心理的平衡和健康。

生活方式的调整：消费者形成健康的生活习惯，如合理膳食、适量运动、规律作息等。通过相应产品，实现全生活场景的干预。

预防为主的健康策略：注重疾病的预防而非仅仅治疗。因此，健康检查、健康教育、健康风险评估、生活方式干预等需要形成闭环。

个性化健康管理：根据每个人的体质、环境、生活习惯等因素，提供个性化的健康管理方案。

融合传统与现代的创新：形神合一的健康观根植于中国传统文化。

大健康产业可以在产品和服务中融入传统文化元素，如中医养生、食疗等，同时结合现代科学技术进行创新，提供更多元化、科学化的健康解决方案。

5."法于阴阳，顺应自然"理念的价值

中医学"法于阴阳，顺应自然"的理念对养生有重要启示。

顺应自然，择时养生：应根据季节的特点调整生活方式，如春季养生重在促进生机，夏季注意养长，秋季注重收敛，冬季则以闭藏为主。

调整作息：顺时养生还涉及生活作息的调整。例如，春季应晚睡早起，夏季晚睡早起，秋季早睡早起，冬季早睡晚起。这样的作息习惯有助于提高睡眠质量，保持精力充沛。

饮食调养：顺时养生还包括饮食的调整。每个季节都有其对应的食物，如春季宜食新鲜蔬菜，夏季宜食清凉食物，秋季宜食滋润食物，冬季宜食温补食物。合理的饮食调养可以滋养身体，预防季节性疾病。

情志管理：情志与身体健康密切相关。《黄帝内经》中提到，春季应避免怒气，夏季应避免心火过旺，秋季应保持心态平和，冬季则应避免过度操劳。通过管理情志，可以减少心理压力，促进心理健康。

预防疾病：顺时养生还强调预防疾病的重要性。通过顺应四时变化，调整生活习惯和情志活动，可以增强身体的抵抗力，减少疾病的发生。这种预防为主的养生观念，对于现代人来说尤为重要，其有助于提高健康水平，减少医疗资源的消耗。

"法于阴阳，顺应自然"的理念启示中国式大健康的需要发展顺应自然规律的养生服务，其内容包括：提供与季节变化相适应的养生服务，如春季养生重在促进生机，夏季注意养长，秋季注重收敛，冬季则以闭藏为主。

6."调摄精神，情志平和"理念的价值

中医学"调摄精神，情志平和的理念"对养生的启示包括以下内容。

心态平和：心态平和是健康的基础。在快节奏的现代生活中，保持心态的平和有助于更好地应对压力，减少心理负担，从而促进身心健康。

情绪管理：情绪的波动直接影响人的生理状态。学会管理情绪，避免被过度的"喜怒忧思悲恐惊"七情所伤，帮助维持气血的平衡，预防因情绪波动引起的各种疾病。

顺应自然：根据季节的变化调整饮食、作息和情绪，以达到与自然环境的和谐，促进身体健康。

精神修养：精神修养不仅包括情绪管理，还包括修身养性、培养兴趣爱好、进行冥想和呼吸练习等。这些活动有助于提升精神层面的满足感，增强内心的平和与宁静。

"调摄精神，情志平和"的理念，提示需要以预防为主，通过调摄精神和情志，提高身体的抵抗力。可以通过采取以下策略来实现。

加强心理健康服务：重视心理健康服务的发展，提供心理咨询、情绪管理、压力缓解等服务，帮助人们应对现代生活中的压力和挑战，促进心理平衡和情绪稳定。

整体健康管理：开发整体健康管理方案，结合身体锻炼、营养指导、精神调摄等多方面，为客户提供全面的健康管理服务。

情绪与健康的教育：通过教育和宣传活动，提高公众对情绪与健康关系的认识，普及情绪管理的知识和技巧，促进社会整体的心理健康水平。

促进健康产业的多元化发展：融合心理健康、营养补充、运动健身、休闲养生等多个领域的服务，满足不同人群的健康需求。

7. "食饮有节，谨和五味" 理念的价值

中医学提倡"食饮有节，谨和五味"，讲究饮食应有节制，不可过量也不可过少。现代人应避免暴饮暴食和长时间饥饿，保持饮食的规律性和适量性，以维持身体的平衡和健康。

营养均衡：在饮食中要注意酸、苦、甘、辛、咸五味的搭配，确保营养的全面性和均衡性，促进身体各系统的正常运作。

顺应自然：根据季节变化调整饮食结构。如春季宜食酸以养肝，夏季宜食苦以养心，秋季宜食辛以养肺，冬季宜食咸以养肾，以达到与自然环境的和谐。

个体差异：应根据自身的体质和健康状况，选择适合自己的食物和口味，以达到个性化的养生效果。

生活习惯：养成良好的生活习惯，定时定量进餐、适量饮水。

药食同源：药食同源理论，为大众的健康和生活质量的提高提供了有效的日常方法和途径。掌握食物的药用功效知识，以食物的药用效能

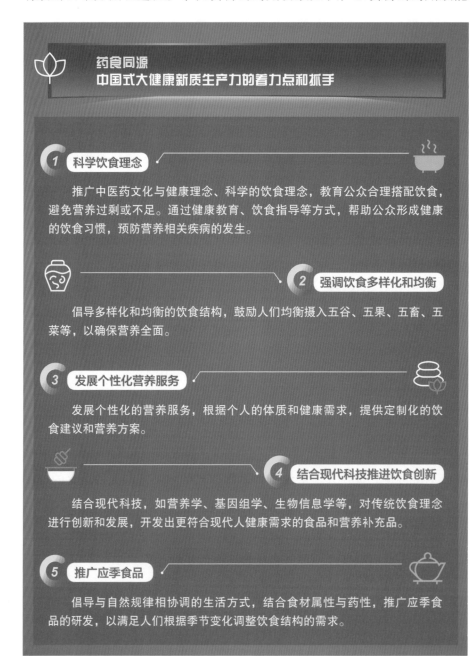

药食同源
中国式大健康新质生产力的着力点和抓手

1 科学饮食理念

推广中医药文化与健康理念、科学的饮食理念，教育公众合理搭配饮食，避免营养过剩或不足。通过健康教育、饮食指导等方式，帮助公众形成健康的饮食习惯，预防营养相关疾病的发生。

2 强调饮食多样化和均衡

倡导多样化和均衡的饮食结构，鼓励人们均衡摄入五谷、五果、五畜、五菜等，以确保营养全面。

3 发展个性化营养服务

发展个性化的营养服务，根据个人的体质和健康需求，提供定制化的饮食建议和营养方案。

4 结合现代科技推进饮食创新

结合现代科技，如营养学、基因组学、生物信息学等，对传统饮食理念进行创新和发展，开发出更符合现代人健康需求的食品和营养补充品。

5 推广应季食品

倡导与自然规律相协调的生活方式，结合食材属性与药性，推广应季食品的研发，以满足人们根据季节变化调整饮食结构的需求。

调节身体状态。适度的饮食和五味调和有助于预防多种疾病和调整体质偏差。通过合理的饮食，可以避免营养过剩或不足引起的健康问题。掌握药食同源物质的日常食用调理知识，对慢病（如肥胖、糖尿病、心血管疾病等）起到辅助治病的作用。

药食同源理论，尤其为食品和保健品的开发和创新提供了丰富的资源和灵感，促进了食品和保健品产业的发展。以历年国家卫生健康委员会、国家市场监督管理总局发布的"药食同源"清单为依据，结合历年"新食品原材料"清单，开发药食同源的食品和保健品，满足消费者对健康食品的需求；构建健康饮食新风尚；促进产业融合与创新，通过跨界合作，创新产品和服务，如通过推动中医药健康旅游、药膳餐饮体验等，为消费者带来多元化的健康体验；加强政策支持与规范管理，推进国家对药食同源相关法规的制定，加强行业规范和管理，确保药食同源产品的安全性和有效性。

8."形劳不倦，动而中节"理念的价值

中医学的"形劳不倦，动而中节"这一理念对于养生有以下启示：适度的体力劳动和体育锻炼对于维持身体健康至关重要。通过适量的运动来保持身体的活力，而不是过度劳累导致身体疲惫。这种适度运动有助于促进血液循环，增强体质，预防疾病。

劳逸平衡：现代社会，人们往往面临工作压力和生活节奏的挑战。合理安排工作和休息时间，确保有足够的休息和睡眠，对于养生和预防疾病非常重要。在工作和休息之间找到平衡，避免长时间的过度劳累。

持之以恒："形劳不倦"的理念还强调了养生的持续性。适度的运动和劳动应该成为人们日常生活的一部分，长期坚持，才能收到养生的效果。

"形劳不倦，动而中节"的理念提供了全面的养生框架，强调了适度运动、平衡工作与休息、顺应自然规律、精神与身体和谐、个性化养生和长期坚持的重要性。在忙碌的现代生活中找到保持身心健康的途径。落实到中国式大健康产业，则启示人们要重视以下方面。

提倡适度运动的重要性：大健康行业在推广健康理念时，应强调适度

运动的重要性，鼓励人们参与适量的体力活动，以增强体质、促进健康。

重视劳逸结合的现代生活方式：倡导劳逸结合的生活方式，避免过度劳累，以维持身心健康。

个性化的健康管理方案：提供个性化的健康管理方案，根据个人的体质、生活习惯和工作环境，制定适合的运动和休息计划，以达到最佳的健康效果。

促进心理健康的服务：提供促进心理健康的服务，如心理咨询、压力管理等，帮助人们在快节奏的生活中保持心态的平和与宁静。

现代科技赋能，推广传统养生功法：运用现代科技赋能，例如利用可穿戴设备监测练习效果等，推广太极拳、八段锦、五禽戏等传统养生功法，弘扬中华优秀养生文化。其不仅有助于增强公民的身体素质，还能够提升民族文化自信，促进健康生活方式的普及。

促进健康旅游和文化产业的发展：传统养生功法可以作为健康旅游和文化产业的重要组成部分。可以通过打造养生旅游线路、举办养生文化节等活动，吸引更多人参与到传统养生活动中来。

9."以仁养身，大德必寿"理念的价值

包括《黄帝内经》在内的中医学经典著作都隐含了道德修养对于养生的重要性。从这些论述中，我们可以获得以下对于养生的启示。

保持心态平和：心态平和是养生的基础。一个具有良好道德修养的人，能够保持内心的宁静和恬淡，不被外界的欲望和诱惑所动摇，从而有助于维持身体的平衡和健康。

学会节制欲望：过度的欲望和贪婪会伤害人的精气神。通过道德修养来节制欲望，可以使人的精神更加集中和充沛，避免因过度追求物质享受而损害健康。

懂得顺应自然：具有良好道德修养的人更能理解和尊重自然规律，顺应自然规律，遵循四时变化，从而在日常生活中做出符合自然的选择，促进身心健康。

掌握情绪管理：情绪的过激波动对身体健康有重要影响。通过道德

修养来管理和调节情绪，保持心态的稳定，可以避免因情绪过激波动引起的身体不适和疾病。

社会责任意识：一个道德高尚的人会关心社会和他人，这种利他的行为有助于建立良好的社会关系，增加一个人的归属感与认同感，从而对个人的健康产生积极影响。

精神追求高尚：追求高尚的精神价值和道德理想，可以使人的精神生活更加丰富，有助于提升生活质量和幸福感，从而对身体健康产生正面影响。

"以仁养身，大德必寿"这一理念对"中国式大健康产业"的启示和价值包括：可以以道德修养来维护身心健康。大健康行业可以倡导和实践这种理念——通过提升大众的道德修养来促进其健康和长寿。在中华文明的润泽下，建构"以人为本"的社会伦理秩序。

中医学的内在缺陷及其面临的挑战

1. 中医学的内在缺陷

中医学的主要理论建立于两千多年前，其对于疾病的判断主要依赖医师的"望闻问切"等人体感知。因此，尽管中医学十分富有智慧和经验，但由于当时的客观条件限制，中医学缺乏依据于仪器的对人体精准、可量化、标准化及可视化的观察和评估。这些缺乏使得中医学和现代西医学相比，有着一系列显著的缺陷和不足之处。深刻理解这些缺陷和不足之处，并运用现代科学方法对其加以改善和提升，恰恰是中医学"守正创新"、实现中医学现代化的必由之路。归纳起来，中医学的主要内在缺陷包括以下方面。

（1）缺乏运用科学方法对于其原理的揭示，一系列关键概念处于模糊状态。例如中医学中关键的"经络"概念，至今对其基本结构缺乏明确的理解，对其复杂的功能也缺乏科学的、系统的揭示。这些缺陷使得人们对于中医学的机制理解处于模糊状态，也使得中西医的融合缺乏坚实的基础。

（2）和西医学相比，中医学在可量化、精准化、标准化和可视化方面有着显著的不足。随着人工智能和大数据技术的快速发展，"数字化"和"智能化"已经是健康生命领域发展的关键因素。因此，借助于人工智能和大数据等技术，中医学迫切需要弥补它的不足之处。

（3）中医学重视辨证诊治，这是它的一个显著优点。但是，由于辨证诊治难度较高，使得历史上只有少数患者能够获得"好中医"的治疗。

2. 中医学面临的挑战

在相当一段时间中，西医学已经在中国医疗领域占主流地位，而中医学的发展也碰到了艰难的发展时期。有人对中医学抱着怀疑态度，这损害了中医学在大众中的声誉及其传播。由于西医学长期占主流位置，中医学学生的培养和教育长期处于质量不佳和数量不足的状态。由于环境污染等因素，很多中药材的污染情况比较严重，造成了高质量中药材的缺乏。同时，国际中药市场主要被日本的"汉方药"所垄断。

 西医学的优点及内在缺陷

1. 西医学的优点

西医学具有原理的相对高逻辑性、可量化性、精准性，以及可视化性等杰出的优点，但是也具有显著的内在缺陷。西医学对于大健康领域的重要价值和意义包括以下方面。

以一个比喻来说，健康比喻为"0"，西医学就是以诊断和治疗疾病的"1"为根本目的的，而大健康主要关注的是"从0到1"的状态。西医学对于大健康的一个伟大价值在于为确定"1"的定义做出了关键的贡献。当然，很有可能大健康"从0到1"的变化不是线性的，但是确定"1"的定义对于大健康的进一步发展是极其重要的。

西医学的相对精准性、可量化性对于大健康产业也是至关重要的。由于人工智能和大数据科学的迅猛发展，大健康产业的精准性和可量化性必将由于"智能化"和"数字化"的发展而获得重大的提升。如何在保持普惠、经济的情况下推动大健康的精准性和可量化性，是大健康产业发展的一个关键方向。

西医学的"可视化"理念对于大健康产业也是极其重要的一个理念。

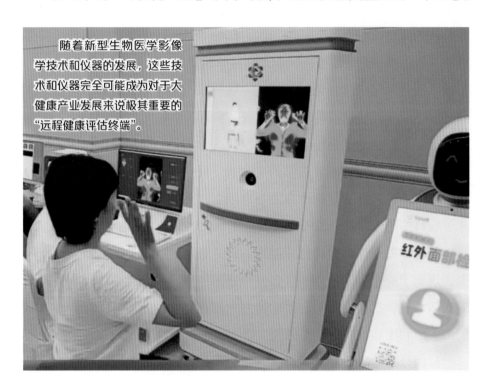

随着新型生物医学影像学技术和仪器的发展，这些技术和仪器完全可能成为对于大健康产业发展来说极其重要的"远程健康评估终端"。

西医学对于糖尿病、高血压等疾病的前期状态有着较科学的定义和一定程度的研究。这些都是大健康产业"治未病"的重要理念和经验的基础。

西医学对于各种疾病的大量研究，为大健康产业对各种疾病前期评估和调养的研究建立了重要基础。如本书第四章所述，西医学对于老化、炎症，以及肠道菌群等重大领域的丰富研究成果，为大健康产业对这些重要领域的研究建立了关键基础。

有关西医学对于大健康的价值和意义的分析，在本书的第四章、第五章都有较详细的陈述。当然，由于这个部分的内容十分丰富而庞大，需要未来不断地补充和充实，才能够使这个重要部分获得较充分的陈述。

2. 西医学的内在缺陷和不足

（1）机械唯物主义的哲学基础影响行业发展

现代西医学的理论起源是多方面的，它建立在科学方法和实证研究的基础上。以笛卡尔、梅特里为代表的哲学家们提出机械论的生命哲学观，认为人体如机械装置[1,2]，奠定了现代医学机械唯物论的自然科学基础。运用机械论分解模式和物理－化学模式理论诠释人体生理与病理，形成了现代医学的机械论医学模式。这一以机械运动来解释一切生命现象的医学观和方法论，将现代医学引向实验医学时代。

近年，整体论与系统论提升了现代医学理论，但机械论的医学模式广泛并深远地影响着现代医学的生命观。现代医学依然无法避免对生命的生物复杂性、社会复杂性以及心理因素作用的弱化与忽视，同时也带来了盲目的技术崇拜以及专业分科过于细化的弊端。

西医学处于疾病分科越来越细、越来越窄的状况：现代西方医疗体系表现出了一个显著问题：疾病分科越来越细、越来越窄，逐渐失去了对疾病的整体把握以及对各组织器官紧密相连性的把握。所以，中医学的"生命和疾病整体观"与现代生物医学的深度融合是必然的大趋势。

以医疗行业的发展作为借鉴，我们在设计中国式大健康产业的发展模式时，我们必须坚持中医学的"生命和疾病整体观"作为关键的战略思想。必须清晰地了解到，人体是一个相互紧密联系的整体，身体某个部位的不健康状态很可能是和身体其他部分相连的。必须防止"头疼治头，脚痛治脚"，而应该从身体的整体上评估"未病"的原因，并且从整体上调养"未病"。为探索"未病"中人体各部分之间的关系，中医学的"经络"概念就是一个建立这样连接关系的基础之一。

西医学过于依赖手术和器械：受机械论医学范式的影响，西医学过度依赖手术、药物和放疗，而对于生活方式（包括饮食、生活习惯、运

---

1 勒内·笛卡尔（1596—1650 年），16 世纪法国哲学家、数学家、物理学家。近现代西方哲学之父、科学之父，1664 年发表《论人》和《论胎儿的形成》。

2 朱里安·奥弗鲁·德·拉·梅特里（1709—1751 年），18 世纪法国启蒙思想家、哲学家、无神论者、医生。1747 年在荷兰匿名发表《人是机器》。

动等）对健康与疾病的重要性不够重视。在发展中国式的健康医疗产业时，需要高度关注生活方式对于健康状态和疾病状态的影响。

（2）资本控制的医疗健康机构和"看病贵"之间的本质性联系

我们需要从"健康卫生经济学"角度，对以当代西医学为主导的医疗系统进行分析。以美国医疗机构为例，为了维护医疗机构的稳定发展，医疗机构必须应对以下的不断改变：一般情况下人员工资必须有不断地增加；物业、管理费用每年都会增加；医疗设备需要购买以及更新。

所以，医疗机构的开支必然会不断增加。而为了保持医疗机构的正常运行，医疗的总收入必须有不断地增加，而这一增加必然将来源于患者以及医疗保险机构。如何应对医疗系统开支不断增加的状况？在这种情况下，医疗系统的文化和哲学本质就起到了决定性的作用。在医疗系统是由资本控制的情况下，医疗健康行业的根本目标是产生更多的盈利，而经济水平较低层次阶层的健康并不是它关注的重点。这个阶层的人群就会逐渐成为被越来越昂贵的医疗系统"遗弃"的人群。由于这一原因以及其他原因，美国的医疗领域已经是"贫富矛盾"表现最突出、最尖锐的领域之一。

在"以人民为中心"的医疗体系中，经济性和普惠性就应该是核心关注点。如何在保证医务人员体面收入、激励高新科技研发的情况下，不断推动医疗的经济性和普惠性应该是中国医疗行业的核心工作和挑战。技术方面的变革是一个重要的降低开支的战略，例如人工智能和大数据的应用，是完全可能减少医疗系统的开支的。

以医疗行业的发展作为借鉴，我们在设计中国式大健康产业的发展模式时，我们必须坚持"以人民为中心"的文化和哲学理念，坚持以建立普惠性和经济性的大健康产业为核心目标。而为了实现这个核心目标，一系列理念和技术可以被采用，例如人工智能和大数据技术、"药食同源"的调养技术、生活方式管理以及健康科普。如何既保证大健康服务具有一定的精准度和严密程度，又保证它是经济的、可普及的，是中国式大健康产业发展需要克服的一个关键挑战。

七　中医学现代化的必要性

　　一个可持续发展、具有蓬勃生机的知识领域必须是与时俱进的，其必须充分运用当代的先进科学原理以及技术手段，不断补充、修改原有理论，甚至颠覆原有理论。

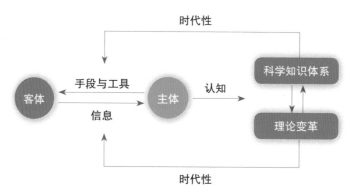

科学知识体系的结构与演化规律：时代性

　　传统中医学的发展基于以人体感知为主要手段的知识体系的归纳与总结，以整体性与系统性的视角理解生命，历经二千余年的发展形成了完整而独特的理论体系。但是由于中医学发展的历史原因，它在可量化、精准化、标准化、可视化等方面和西医学相比，有着明显不足的地方。由于缺乏与现代科学的融合发展，中医学至今没有颠覆式的理论突破。因此，中医学的现代化势在必行。

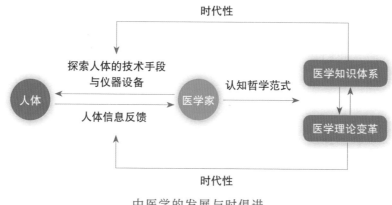

中医学的发展与时俱进

现代科学奠基于 17 世纪，它为西医学提供了不断演变的科学原理和手段，作为其发展的关键基础和动力，使其取得了显著的进步和成就。同样，与现代科学深度融合也应该是中医学保持生命力的必然途径。现代科学技术发展的趋势，具有"高度分化性"与"高度融合性"的双重特征。当下的中医学，更应该与现代科学技术高度融合发展。

中西医学的交叉融合

以上已经说明了传统中医学以及西医学的内在缺陷及其创新发展的重要性和紧迫性。下面我们从中西方文化具有显著互补性的角度，说明中西医学融合发展的必要性和可行性。

中医学、西医学从本质上说和中国传统文化、西方文化有着十分深刻的关系。只有揭示和理解中、西方文化的本质，才能够从本质上揭示中西方文化的互补性，从而探索在深层次上中、西方文化交叉融合的可能，在深层次上探索中西医学在医学和大健康理念深度交叉融合的可能。这样探索的目标具有十分重大的意义，它可能为融合了东西方文化的"世界文化"建立基础，也为融合了中西方医学的"世界医学"理论以及"世界大健康"理论建立基础。这是一个需要人类长期探索的重大领域。

1. 中西方对于世界本质的理解

中西方文化对于世界最深刻、最基本的理解至少包括：①在中国文化中世界最深刻的本质是"变"，其逻辑基础是"辩证逻辑"，其代表性理论是《易经》中的"阴阳学说"。而在西方文化中世界最深刻的本质是其"不变"，其逻辑基础是"形式逻辑"。②中国文化认为世界本体的核心本质是以"道"和自然为主体的"整体"。而西方文化对于科学发展影响最大的、关于世界本体的代表性思想是亚里士多德的"原子论"。

中国的"辩证法思想"与"整体论"理念无疑是极其伟大、深刻的，西方的"形式逻辑思想"和"原子论"无疑也是极其伟大、深刻的，它们几千年来分别构成了中国文化和西方文化的核心思想，其对于中医学和西医学的历史演化和发展起到了关键作用。

"辩证逻辑"和"整体"理念是作为中国文化关键部分的中医学的核心思想和逻辑。由于相信人体、疾病是一个不断"变"的整体系统，中医学的一个核心目标就是动态地判断人体的"阴阳"变化，并且用针灸、服中药等方法将人体从"过阴"或"过阳"的失衡状态调节到"阴阳平衡"的状态。

"形式逻辑"和"原子论"理念是作为西方文化关键部分的西医学的核心思想和逻辑。由于相信人体是由其最小单元组成的，西方生物医学一直在探索人体的稳定的"最小单元"，并且研究这些"最小单元"的性质。西方生物医学相信，只要运用严格的形式逻辑，不断地发现生命的"最小单元"并揭示它们的性质，人类就应该能够揭示生命和疾病的真理。这就使得西方生物医学的研究不断从宏观层次向愈加微观的层次发展：它从对器官和组织的研究发展到对细胞研究、又进一步发展到对蛋白和基因的研究，建立起了系统的生理学、细胞生物学、生物化学和遗传学等学科。

从本质上说，只有当中国的"整体论思想"和西方的"原子论思想"得到深度融合，只有当中国的"辩证法思想"和西方的"形式逻辑思想"得到深度融和，中医学和西医学才可能在底层逻辑上获得深度融合。

2. 中西方文化融合的发展趋势

1947年，丹麦政府为了表彰量子力学领军人物玻尔（尼尔斯·亨利克·戴维·玻尔，1885—1962年）的贡献，授予他国家最高荣誉——"大象勋章"。玻尔自己设计了家族盾形纹章（coat of arms）的图案，其中心图案居然是"阴阳太极图"。图上标注着一排文字——Contraria Sunt Complementa（"对立即互补"）。这个图案是一个伟大的历史性象征——经过长期各自的发展和演化，东西方文化正在趋于融合。

量子力学中最重要的科学发现之一——"波粒二象性"，完全不能够用传统西方科学的理念逻辑自洽地解释。而玻尔提出了"互补原理"，认为"波动性"和"粒子性"这一对似乎"阴阳对立"的性质是互补的：完全不同的性质组成了世界的基本单元，这不符合直觉或西方科学逻辑，但这就是世界的本质。

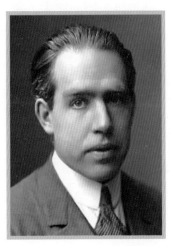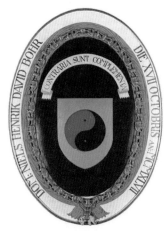

玻尔与他设计的家族盾形纹章

量子力学中的另外两个重要理论——"海森堡测不准原理"和"波恩的波函数统计解释"发现：在量子层次，对于物质处于空间位置的判定不可能完全精确。这对于空间概念上的"形而上学"理念是摧毁性的。除了量子力学的关键思想对于西方的"形而上学思想"给予了重大打击，爱因斯坦的"狭义相对论"也对世界最基本的物理概念（包括时间、空间、物质和能量）的绝对稳定性造成了毁灭性的打击：时间和空间尺度会受到所在系统的运动速度影响而变化；能量和物质也是可以相互转化的。在数学上，"形而上学思想"也受到了毁灭性的打击：希尔伯特希望全面构建的公理化数学体系的构想被奥地利数学家哥德尔提出的"哥德尔不完备定理"所摧毁了。近代的物理学和数学领域的革命性发现对西方文化中以"不变"为核心的理念从根本上给予了打击，而它对东方文化中以"变"为核心的"辩证思想"给予了有力支持。而这就建立了"东西方文化"相互融合的理论基础。

但是我们必须反思，这一"变"的辩证逻辑思想是不是一个全面的、完美的真理呢？以下陈述说明："变"的思想也不能被称为是一个全面的、完美的真理：①尽管物质的形态本质上一直在变，但是其内在的自然规律是稳定的，或者说在相当程度上不变的。②有些物质变化的速度是较缓慢的。

在一定的"模糊定义"范围内，该物质（例如原子）是较稳定的，而研究、判定这些"相对不变"的性质是具有极其巨大的科学和现实价值的。以人体为例，其器官、组织、细胞、分子等性质无论从群体还是从个体角度说，都具有相当程度的稳定性。较精确地测量人体的各种生物性质，无论对于理解生命的本质，以及预防、诊断和治疗疾病都具有极高的价值。只要持之以恒，不断丰富、提升人类的生物医学大数据库，医学和大健康产业是可以不断接近"较精准医学"以及"较精准健康管理"目标的。因此，如果只关注"变"而完全放弃对于相对不变性质的检测和分析，其实是不全面的，其会对理论发展和现实应用造成巨大损失。

如果说"变"与"不变"分别是东、西方文化深刻的本质之一，"变与不变的统一"更为深刻、准确地揭示了世界的本质。

人类历史的发展已经证明，中国文化中的强调"变"的辩证逻辑思想完全应该、也完全可能和西方文化中的强调"不变"的形式逻辑理念获得深度融合，中国文化中强调整体的本体理论，完全应该、也完全可能和西方文化中的强调个体的"原子论"理念深度融合。而这就是中西方文化深度融合的理论基础，也是中西医学、中西方大健康理论深度融合的理论基础。

3. 西医学的发展出现了更加重视"整体论"的发展趋势

尽管仍在发展的早期，西医学已经越来越重视"整体"的理念。

在生物化学、分子生物学、细胞生物学等垄断生物学的数十年后，美国科学院院士 Larry Hood 创立了一个以作为系统的生命为研究目标的重大科学领域——"系统生物学"。

在"人类基因组学"作为生物医学核心发展方向后，人类正在走向以"人类表型组学"为生物医学重大发展方向的时代，因为仅依据人类的基因信息，是不能全面准确地把握生命与疾病本质的。人类表型组的目标就是超越基因组层次，全面地检测人体从微观到宏观的生命信息，并研究这些信息之间的内在联系。人类表型组学的未来发展可以使西方生物医学"注重单元性的分子、细胞及组织变化"的核心理念，与中医学"注重系统性、注重各单元之间的关联和相互影响"的核心理念不断获得统一。

人工智能和大数据科学正在全面深入地应用于西方生物医学的研究。人工智能依据的逻辑是归纳逻辑，其本质上是对于大数据中具有的规律性的归纳。而中医学依据的逻辑也主要是归纳逻辑，是对于以往的经验和观察的归纳。因此，随着人工智能和大数据不断成为西方生物医学的核心技术基础，西医学和中医学正在获得统一的逻辑基础，而这就为中西医学的深度融合交叉建立了关键的理论基础。

4. 中医学不断现代化的趋势

以上已经说明了西医学具有相对的原理高逻辑性、精准性、可量化性和可视化性等优点，而这恰是中医学现代化迫切需要吸收的优点。这提示"中西医深度融合"具有极高的重要性和必要性，而这是未来人类健康卫生领域需要不断探索的重大研究方向之一。

具体地说，要实现中西医学的深度融合，也必须从结构上和分子机制上，以及从可量化和可视化的角度，对于中医学的一些基本概念及其经验加以阐述。以往的一系列研究证明这个方向的研究目标是完全可能实现的。例如上海中医药大学的研究团队通过针灸发现了在哮喘中起重要作用的一个分子，韩济生等学者发现了一些针灸镇痛的分子机制。以下就介绍推动中医学现代化的两个研究案例。

中国式大健康：走向未来

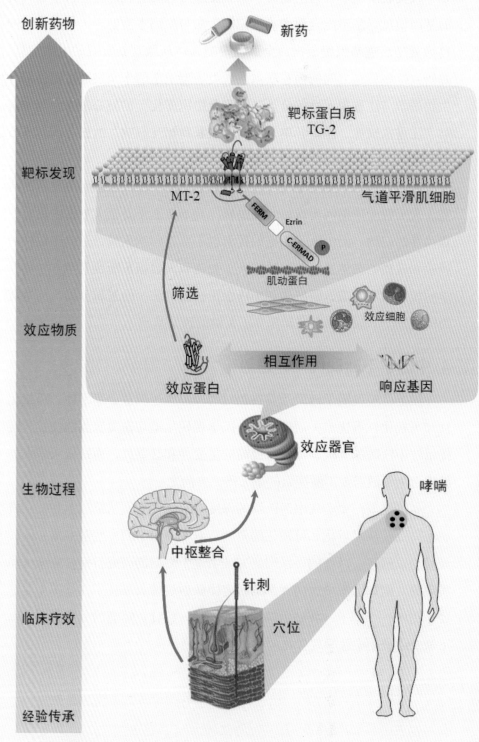

创新药物

新药

靶标发现

靶标蛋白质
TG-2

MT-2

气道平滑肌细胞

FERM

Ezrin

C-ERMAD

P

肌动蛋白

筛选

效应物质

效应细胞

相互作用

效应蛋白

响应基因

效应器官

生物过程

中枢整合

哮喘

针刺

临床疗效

穴位

经验传承

以针刺治疗哮喘为例，源自针灸临床的靶标发现科学路径示意图

1 上海中医药大学杨永清教授及其团队，在继承名老中医经验的基础上，临床验证了针刺对过敏性哮喘的治疗作用，并进一步采用多组学的研究方法，发现并验证了针刺治疗哮喘新靶标蛋白质 TG-2，这是我国基于针灸治疗哮喘的经验发现的第一个支气管哮喘新靶标，其为研发治疗哮喘的新药提供了一条新的路径。这一研究建立了"根据针灸的临床应用发现新靶标"这一新的科学发现模式。它对于中医学现代化的贡献在于：让人们感到"神奇"的针灸作用被科学的分子原理解释了，而在哮喘的机制以及治疗方法研究领域，这一发现为中西医学的深度融合建立了科学基础。

2 上海交通大学殷卫海教授团队在研究其独创的"自发荧光模式技术"时，发现他们拍摄出的皮肤绿色自发荧光可能就来自中医学中的"淤堵"。通过研究和思考，殷教授提出了一个"中西医基本原理融合的假说"：大量的西方生物医学研究证明，炎症反应和氧化应激可能就是被称为"万病之源"的两大疾病的共同病理因素。在器官或组织病变时，其产生的炎症因子和氧化应激分子可能沿着各器官的"下水道"——"经络"被排出器官。炎症分子和氧化应激分子可以造成构成经络的细胞和组织的损伤，其可以使经络及其附近的结构受到损坏，导致"经络淤堵"。中医学通过针灸、推拿等方法疏通这些经络中的"淤堵"，本质上可能就是推动排除经络附近的炎症分子和氧化应激分子，其可加速被损伤经络的修复，从而推动经络的"去淤堵"。通过"去淤堵"，病变的器官将继续能通过经络排泄出毒性物质，从而加速器官的损伤修复。当然，仍然需要开展很多严格的科学实验以验证这一假说。而如果这个假说被验证，对于中西医学的深度融合将具有重大意义——这个假说认为中医学关于疾病关键机制的"经络淤堵理论"和西医学关于疾病关键机制的"炎症理论"与"氧化应激理论"本质上是统一的，它们分别从宏观角度和微观角度在描述同一个关键的病理过程。

5. 中西医交叉融合思想指导下的大健康产业发展战略

建设"中国式的大健康"，需要坚持高质量发展，需要"古为今用，洋为中用"。只有不断创新性地推动中西医学思想的交叉融合，才能够发展出集聚了世界文明先进成果的大健康产业，才能够创造出健康卫生领域的"新质生产力"。这是未来大健康产业需要持续、有力推动发展的关键战略方向之一。

根据已有的分析和归纳，在中西医交叉融合的思想指导下，大健康产业的发展战略至少应该包括以下几个重要方向。

对于大健康管理，需要坚持"健康整体论"：要将人体各部位的健康及疾病前期作为一个相互联系的整体来看，不能够"头痛医头，脚痛医脚"。需要运用"阴阳学说"动态地判断身体状态变化，运用中医学"扶正祛邪"理念，推动人体状态整体向阴阳的平衡点发展。而对于观察和判断身体各部分健康状态的变化，中医学中的经络概念是一个重要的理论基础。同时需要充分用好依据于科学原理发明的仪器，定量化地了解人体的健康状况。

需要大力推动人工智能和大数据在大健康产业中的应用：如在本书第三章中所强调的，人工智能和大数据是解决大健康面临的关键问题——"严重缺乏专业人员"的核心技术，也是实现大健康经济化、普惠化的关键技术。需要大力运用人工智能和大数据推动中医学现代化，使得中医学不断向"数字化"和"智能化"发展；需要加快对以人工智能与大数据为基础的"智能远程大健康评估系统"以及"智能远程大健康调养系统"的研发和推广；需要运用人工智能和大数据建立起每一个人的电子健康档案，并建立起对这些电子健康档案的智能管理系统；由于大健康数据具有海量性质，并且具有其特殊的安全性要求，需要建立起庞大的、具有很高安全性的大健康产业大数据及智能管理中心。

需要研发可推广到基层的大健康技术和仪器：需要依据快速发展的科学技术，创新性地研发出各类适合于推广到基层的大健康技术和仪器（如"可穿戴式设备"），其必须符合经济性、操作简单性、无创性或微创性等特征。这些仪器和技术需要由人工智能和大数据支撑，使其发挥出大健康管理的最大效能。充分应用好西医学对于"高血压前期"和"糖尿病前期"等评估以及管理的理念和经验，同时不断发展对于脑卒中、心肌梗死等疾病风险评估和调养的创新技术。必须不断发展建立起管理各种疾病前期状态的技术及管理系统。

结合好"药食同源"理念和现代营养学：在大健康调养中，需要充分用好"药食同源"这一智慧。同时，需要运用现代营养学研究各种"药食同源"中食品的作用机制，使得"药食同源"的应用能够更加精准和有效。

用好"经络"这一中医学独特的理念和经验：依据经络理论的针灸学等治疗调理方法长期以来是中医学的一个关键组成。作为中医学中的宝藏，经络理论和针灸学需要在大健康产业中发挥其重要作用。需要不断地"守正创新"，不断揭示"经络"的本质，不断通过人工智能和大数据、器械模拟等现代技术使针灸技术实现仪器化、现代化。

倡导健康生活方式：《黄帝内经》强调顺应自然、节制饮食、修身养性、动静结合等健康生活方式的重要性。大健康行业应积极推广这些理念，鼓励和引导人们采取健康的生活方式，如合理饮食、适量运动、良好睡眠等。

关注人们的心理状况：人的心理状况对人体身体健康具有重要影响。而在对心理的调养与管理中，需要应用《黄帝内经》中"恬淡虚无""精神内守"等思想加以指导，同时需要通过营养、运动等方法综合调养一个人的情绪。

总体来说，中国式大健康产业是一个真正的未来产业。需要大量的未来研究，才能够实现中医学现代化，才能够实现中西医学的深度融合，才能够建立起"世界大健康理论"。

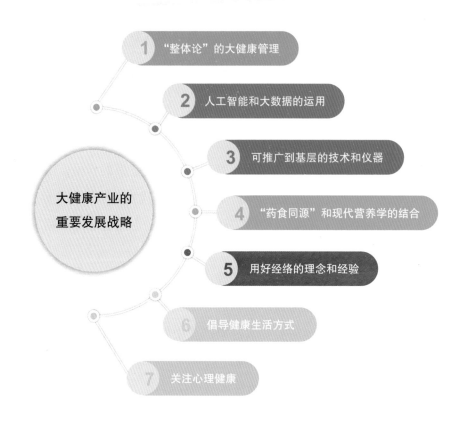

1 "整体论"的大健康管理

2 人工智能和大数据的运用

3 可推广到基层的技术和仪器

大健康产业的
重要发展战略

4 "药食同源"和现代营养学的结合

5 用好经络的理念和经验

6 倡导健康生活方式

7 关注心理健康

九 对于"科学"定义的修改和补充

通常说的"科学"是指"用严格的逻辑和实验手段发现自然真理的领域"。我们需要反思：这是科学唯一的定义吗？历史已经提示：这个"科学"的定义过于狭窄了，举例说，中医药学家张仲景的《伤寒论》以及李时珍的《本草纲目》都是中医药学奉为经典的历史巨著，指引了很多代中医学医生的医学实践，在历史的长河中，为国人的繁衍昌盛、健康长寿作出了伟大的贡献。但是从严格的"科学"定义来说，它们仍不能够被称为"科学"。没有人能够否定这个铁的事实：《伤寒论》和《本草纲目》中具有对于生命、疾病和中草药的深刻洞察和真理，如果它们不属于"科学"，其实就意味着现在"科学"的定义过于狭窄了，需要被修改和补充。

中医学不是通过假说和严格实验验证建立的，而是通过长期的经验积累和归纳而建立的。而历史悠久的、无数次被确定的经验归纳，从本质上说就是在做无数次的人体实验。尽管这些过程没有西方统计学的参与，但是完全可以获得对于生命、疾病和中草药性质的真理性发现。

以对新冠疫情的药物发现来说，根据以往中医学治疗重大传染病的经验以及中医学的"异病同治"理念，针对新冠肺炎的中医药较快获得了成功。而由于西医药研发过程的内在漫长性，针对新冠肺炎有效药物出现的速度显然不够快，其后果是大量民众在有效药物出现以前已经病死了。

> 所以可以认为，原来的"科学"定义过于狭窄，它需要被修正和补充。

新的"科学"的定义应该是：科学的一部分是运用严格的逻辑和实验手段获得自然真理的领域；而科学的另一部分是通过长期的经验积累和归纳获得自然真理的领域。

参考文献

1. 中华人民共和国卫生部. 卫生部关于进一步规范保健食品原料管理的通知[EB/OL]. https://zwfw.nhc.gov.cn/kzx/zcfg/xspylsp_237/200202/t20020228_1316.html. 2002–2–28.

2. 中华人民共和国国家卫生健康委，国家市场监管总局. 关于当归等6种新增按照传统既是食品又是中药材的物质公告[EB/OL]. https://zwfw.nhc.gov.cn/kzx/tzgg/qt_235/202001/t20200106_1452.html. 2019–11–25.

3. 中华人民共和国国家卫生健康委，国家市场监管总局. 关于对党参等9种物质开展按照传统既是食品又是中药材的物质公告[EB/OL]. http://www.nhc.gov.cn/sps/s7892/202311/f0d6ef3033b54333a882e3d009ff49bf.shtml. 2023–11–9.

4. Fierke, K.M. Contraria sunt Complementa: Global Entanglement and the Constitution of Difference. International Studies Review, 2019; 21:146–169.

03

核心技术：人工智能和大数据

人类已进入了"人工智能时代"，"数字中国"也已是我国的国家战略。一系列证据提示，以大数据为基础的人工智能将是未来社会经济发展的一个关键驱动力，而大数据是人类未来社会经济发展的关键"新能源"。2024年李强总理的《政府工作报告》指出，"人工智能+"是我国未来发展的一个主要方向和战略。

 ## "数字中国"环境下的大健康产业

有一系列证据说明人工智能和大数据在新质生产力中具有关键的价值和意义：它是新质生产力的核心通用技术，其通过两条主要途径创造新质生产力——一条是通过创造大健康产业等新兴行业，而另一条是通过对传统行业的更新换代。本章节将以大健康产业以及与大健康产业紧密相关的三个产业与领域——医疗产业、生物医药产业以及生物医学研究领域为例，说明人工智能及大数据和新质生产力的紧密关系。

必须明确，我们发展人工智能和大数据的根本目标是：为建设"中国式的现代化"提供关键技术支撑。所以，在战略上

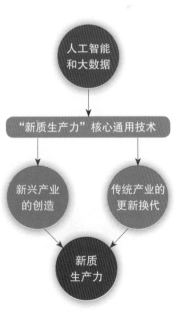

人工智能和大数据与新质生产力之间的紧密关系

我们必须根据中国的实际情况发展人工智能和大数据在大健康产业中的应用，绝对不能跟风，必须找准赛道、坚持自创赛道。

人工智能和大数据对于大健康产业的发展具有核心重要性：只有以人工智能和大数据为基础，大健康产业才可能克服它面临的最大瓶颈问题——严重缺乏专业人才，才可能实现中国式大健康产业发展的关键目标——普惠性和经济性。本章节将重点说明为什么人工智能和大数据是大健康产业的核心技术基础。

由于人工智能和大数据是全球近年来才获得突飞猛进的关键技术，它们和同样是处于发展很早期的大健康产业的关系是新颖的、动态变化的。为了进一步系统地理解人工智能和大数据在大健康产业中的核心价值以及应用前景，本章节也将对以下关键基础问题进行探讨和分析：①人工智能和大数据之间的本质关系；②人工智能和大数据在与大健康产业紧密相关领域（包括医疗领域、生物医药领域以及生物医学研究领域）中的成功案例，其将成为探索人工智能和大数据在大健康产业中应用的借鉴；③人工智能和大数据在创造大健康产业的新质生产力中的作用及机制；④中国人工智能和大数据在大健康产业发展中面临的体制机制问题及相应的解决方案，其对于建立大健康产业的"新质生产关系"十分重要。

二　人工智能和大数据的关系

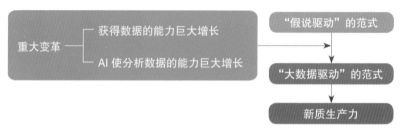

人工智能和大数据与新质生产力之间的紧密关系

人工智能和大数据的本质是什么？我们对"人工智能"的定义是：人类运用计算算力以及深度学习等方法对大数据快速分析以研究其内在规律并加以应用的能力的总称。对"大数据"的定义是：可被人工智能使用的、标准化的海量数据。

当前，人类获得数据的能力发生了爆炸性增长，例如在获得蛋白信息方面，可同时分析很多种蛋白的蛋白组学极大地超越了只能同时分析数种蛋白的 Western Blot。而作为人类基因组学后下一个生物医学高峰的人类表型组学，就是对人体多维度、多尺度的生物参量开展大规模获取和系统分析的新兴学科。人工智能技术的基本成熟使人类首次能够从海量数据中高效发现事物的规律。

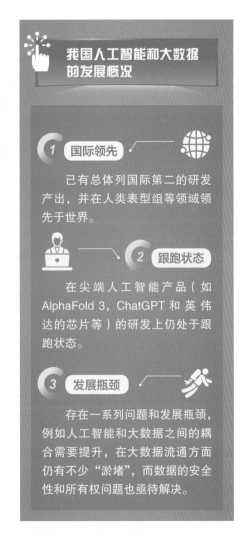

我国人工智能和大数据的发展概况

1 国际领先
已有总体列国际第二的研发产出，并在人类表型组等领域领先于世界。

2 跟跑状态
在尖端人工智能产品（如 AlphaFold 3，ChatGPT 和英伟达的芯片等）的研发上仍处于跟跑状态。

3 发展瓶颈
存在一系列问题和发展瓶颈，例如人工智能和大数据之间的耦合需要提升，在大数据流通方面仍有不少"淤堵"，而数据的安全性和所有权问题也亟待解决。

由于这两大颠覆性的技术变革，人类研究和研发的模式也获得了"千年未遇"的颠覆性变革："大数据驱动的范式"正在取代传统的"假说驱动的范式"。由于研究和研发在现代生产力中起着核心作用，这一研究和研发范式的历史性变革也必将造成现代生产力范式的历史性变革，而这样的生产力属于"新质生产力"。对于大健康行业来说，"大数据驱动的范式"也必将有力地推动大健康产业的重大新质生产力的产生。

十多年来对人工智能发展具有关键价值的技术（如深度机器学习技术）获得了重大突破。没有人工智能，已很难对很多行业产生的海量数据进行分析。PC 等行业发展的顶峰已过去，而人工智能提供了一个具有不可估量前景的发展方向。人类在哲学和数学上对于"形式推理"的漫长探索、神经科学的发展、信息论和控制论的发展等为人工智能的发生和发展建立了关键的理论基础。"人工智能时代"已经来临。

从逻辑上来说，人工智能和中医学的内在逻辑都是归纳逻辑。人工智能是运用算力和深度学习等方法，对数据开展对其内在规律的归纳并加以应用的能力总和，而中医学的归纳是对长期经验的归纳。这种内在逻辑的相通性，说明人类经过很多年后，主导东西方科技和医学的内在逻辑殊途同归了。

从本质上说，人工智能逻辑是对于主导西方科技很多年的分析逻辑、亚里士多德提出的"形式逻辑"的一次"千年一遇"的颠覆性变革。

人工智能不是一个具体的技术，它是一个颠覆性的方法，可有力推动几乎所有领域的发展和变革，而大数据是人工智能的核心基础。人工智能和大数据之间具有极其紧密、不可分割的联系。如果人工智能产品被比喻为面包，大数据就是面粉；如果人工智能被比喻为马达，大数据就是新能源；如果人工智能被比喻为人类生命，大数据就是食物。

可以预计，大健康产业的大数据是该产业最核心的价值所在。以下有关大数据的理念和管理规则将对于大健康产业的发展具有重大的理论指导价值。大数据库是人工智能技术发现各种新事物规律的基础、是具有巨大潜力的矿山。而在大数据被使用后，它仍能和新的数据整合继续被使用。在大数据管理方面，必须做到以下几个方面：①在大数据获取方面，必须标准化、符合伦理；②在大数据储存和传输方面，必须特别关注数据的安全性；③在数据使用方面，必须高频次地挖掘数据库的价值。数据使用应和人工智能软件的发展紧密配合，需要使新的数据实时用于更新智能软件。

人工智能和大数据的关系

如果 **人工智能** 是
社会发展的"发动机"，
 大数据 就是未来新能源。

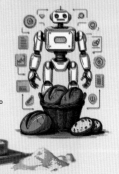

如果 **人工智能**
是面包，
 大数据 就是面粉。

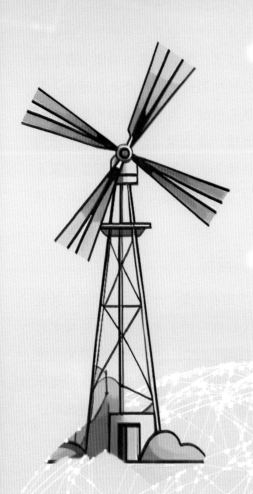

如果 **人工智能** 是生命，
大数据 就是食物。

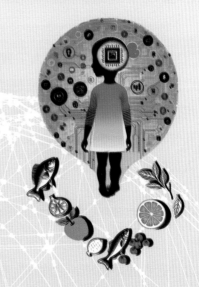

可以说，只有在人工智能和大数据发展到了现今阶段，大健康产业才能够获得真正的发展。

1. 解决"严重缺乏专业人才"这一根本问题

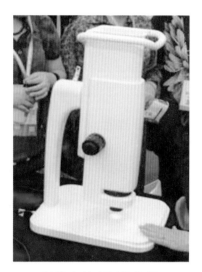

智能大健康评估终端
（来源：上观新闻）

大健康产业的一个特征是：它服务的人群巨大。按照传统的方法，专业人才需要当场提供健康服务。但是由于大健康专业人才的缺乏，不可能有足够的专业人才为广大大众提供健康服务，而这就是长期阻挠大健康产业获得重大发展的核心挑战。人工智能和大数据可以使大健康产业克服这个核心挑战：运用人工智能和大数据支撑的"智能健康评估终端"，可以通过人工智能完成远程健康评估。

2. 实现中国式大健康"经济性"目标

大健康领域的人工智能和大数据应用有望使"中国式大健康"达到"经济性"的目标：由于人工智能和大数据应用于大健康产业的技术可以同时被大量的"远程智能健康评估终端"使用，对于每个终端来说使用该技术的费用就会显著降低；由于"远程智能健康评估终端"的操作和管理只需要受过相对简单培训的人员就可以完成，这就将显著地减少人员的费用。

3. 实现中国式大健康"普惠性"目标

有了人工智能和大数据技术的支持，每年数以亿计的民众将可以通过"远程智能健康评估终端"获得对于疾病风险的评估。由于该终端使用的经济性，使得大量的民众承担得起大健康服务的费用；人工智能和大数据应用于大健康产业的技术可以同时被大量的远程终端应用，从而使大量的民众都可以使用；由于该类技术只需要受过相对简单培训的人员就可以完成，其使用范围将被显著扩大。

4. 实现有效和快速的大健康服务

人工智能和大数据技术对于有效、快速的大健康服务是必要的。对于大健康技术的一个要求就是快速性，而对人体健康的分析和评估是一个高度复杂的工作。如果需要快速地完成高度复杂的健康分析工作，只有依据于人工智能和大数据的技术才可能完成。

5. 不断提升健康评估的准确性

依据人工智能和大数据的技术有一个特征性的优点：随着该技术应用量的增加，核心数据量也在增加，而它可以被用于进一步提升人工智能评估的准确性。

以上分析说明，人工智能和大数据是大健康产业发展的核心技术基础。通过这些技术，大健康产业的新质生产力将会获得极其有力的增长。通过这些分析也可以看到，人工智能和大数据可以通过推动大健康产业这样的新兴产业发展创造新质生产力。

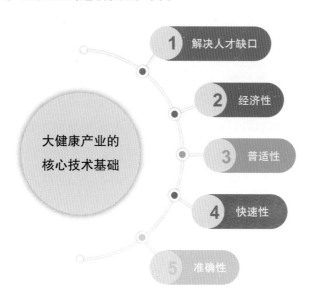

大健康产业的核心技术基础
1 解决人才缺口
2 经济性
3 普适性
4 快速性
5 准确性

四　相关领域应用成功案例的启示

由于大健康产业尚处于发展的很早期，人工智能和大数据在这一领域的成功案例还较少。"他山之石，可以攻玉"。我们需要了解人工智能和大数据在医疗行业、生物医药行业以及生物医学研究领域这三个与大健康产业紧密相关的传统行业中应用的成功案例，以它们作为未来探索人工智能和大数据在大健康产业中应用的借鉴。

同时，人工智能和大数据在医疗行业、生物医药行业以及生物医学研究领域中的应用也为以下理念提供了证据：对于传统行业，人工智能和大数据通过更新换代创造新质生产力。

1. 对医疗行业的更新换代

医疗行业的发展有着悠久历史，属于"传统行业"。医疗行业面临的主要问题和挑战包括：①对重大疾病诊疗水平的不足；②看病难，特别是农村和边远地区医疗资源严重不足；③看病贵，医疗费用不断增加。

近年来，人工智能和大数据正从多方面颠覆性地变革着诊断和治疗过程。人工智能正在推动诊断技术的更新换代：医学影像技术是精准诊断的关键基础，但依据于医学影像的诊断过程耗时、昂贵、缺乏专业人才。人工智能变革了这一过程，例如斯坦福大学在 2017 年就发现运用人工智能诊断皮肤癌的准确率已达 91%，而且它速度快、经济，可克服人才紧缺的问题。人工智能也在推动治疗领域的更新换代：为实现精准治疗，需要在治疗前后运用多组学等方法检测患者的多维度、多尺度的身体参数，以建立个性化治疗方案。而对于这些海量数据，只有通过人工智能技术才能够加以分析。总体来说，人工智能和大数据在医疗领域已有一系列成功的案例，它们可以作为样板，为人工智能和大数据在大健康领域的应用提供借鉴。

2. 对生物医药行业的更新换代

生物医药行业的发展已有较长历史，属于"传统行业"。现今新药研发面临的状态包括"三高一长"：高技术、高投入、高风险、长周期。新药研发领域也有令人生畏的"双十定律"：平均成本超过 10 亿美元、研发周期大于 10 年。

已有一系列证据说明，人工智能和大数据可以颠覆性地提升人类在药物研发几个关键步骤上的能力，以下是一些例子。

（1）一家欧洲人工智能企业——Benevolent AI——用人工智能在海量数据中搜索药物新靶点，其发现新药物靶点的能力和传统方法相比提升了数倍。

（2）DeepMind 的 AlphaFold2 预测蛋白结构的准确度达到了惊人的程度，这可以极大地提升设计药物的速度、显著降低费用。最近 DeepMind 在 *Nature* 上发表了关于 AlphaFold3 的研究，该模型能对包括蛋白质、核酸、小分子的复合物进行联合结构预测，从而使人工智能技术在药物设计应用能力方面获得了里程碑式的提升。

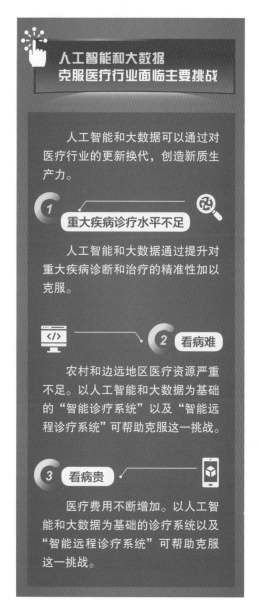

人工智能和大数据克服医疗行业面临主要挑战

人工智能和大数据可以通过对医疗行业的更新换代，创造新质生产力。

1 **重大疾病诊疗水平不足**

人工智能和大数据通过提升对重大疾病诊断和治疗的精准性加以克服。

2 **看病难**

农村和边远地区医疗资源严重不足。以人工智能和大数据为基础的"智能诊疗系统"以及"智能远程诊疗系统"可帮助克服这一挑战。

3 **看病贵**

医疗费用不断增加。以人工智能和大数据为基础的诊疗系统以及"智能远程诊疗系统"可帮助克服这一挑战。

（3）斯坦福大学在临床试验的设计中运用了人工智能技术，其可显著提升临床试验的效率。

（4）华为云盘古药物分子大模型由华为云联合中国科学院上海药物研究所共同训练而成的大模型，可实现针对小分子药物全流程的人工智能辅助药物设计。

（5）百度的"ADMET成药性预测模型"通过螺旋桨生物计算开源工具集搭建了生物计算和服务平台，已在拜耳实际业务管线中完成了商业化落地。

光大证券发布的研报显示，传统范式下，药物研发在临床前阶段需花费4至5年，而基于人工智能和生物计算的新药研发管线，平均只需1至2年。人工智能可将新药研发的成功率从10%提高到14%，有望为生物制药行业节省数十亿美元。所以，人工智能和大数据可以通过对生物医药行业的更新换代创造新质生产力。

总体来说，人工智能和大数据在生物医药领域已有一系列成功的案例，它们可以作为样板，为人工智能和大数据在大健康领域的应用提供借鉴。

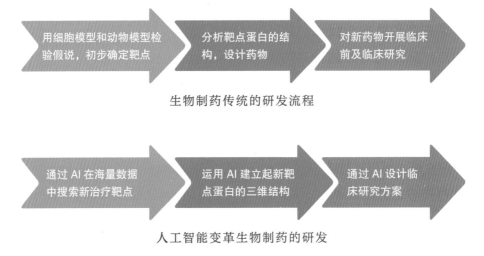

生物制药传统的研发流程

人工智能变革生物制药的研发

3. 对生物医学研究领域的更新换代

人类表型组学被称为是基因组学后的另一个生物医学高峰。人类表型组的定义是：它是遗传与环境因素相互作用所产生的全部人体表征，其包括各种可测量指标的集合。表型组学得以发展的科学基础就是人工智能和大数据：多组学等技术的发展使快速全面检测人类表型成为了可能，人工智能的发展使对于多维度生物医学大数据库的全面分析成为可能。

越来越多的证据说明，仅依据于基因组学远不能实现精准医学的目标。由于绝大多数常见、复杂性疾病的发展是由环境因素和遗传因素长期相互作用造成的，对疾病机制的揭示需要通过针对与疾病相关的多种因素的多组学、多时间点检测才可能做到。致病基因需要通过很多步骤才能与表型联系起来。由于每一步都会受到遗传变异的影响，这将弱化遗传因素和表型之间的联系。

表型组学大数据具有鲜明的特征：表型组学研究的各方面都必须标准化，它是人工智能能够对其加以分析的基础；它是新的研究范式——"大数据驱动的研究"的基础；表型组学研究的大部分数据是庞大、多维度、结构化的。

人类表型组研究是发现疾病的新风险因素和诊断生物标志物以及建立精准治疗模型的颠覆性战略和方法。和传统的方法相比，表型组学研究具有巨大的优势。

（1）疾病的表型组数据库提供了比基因组数据库更为丰富的信息。

（2）运用人工智能分析表型组数据库，将系统地、批量地发现疾病的生物标志物。

所以，人工智能和大数据可以通过对生物医学领域的更新换代创造新质生产力。

 新质生产力的核心通用技术

以上以大健康行业、医疗行业、生物医药行业以及生物医学领域为例的探讨也适用于其他各个领域。通过以上讨论可以得出以下重要结论。

人工智能和大数据通过两条途径创造新质生产力：一条途径是通过推动建立如大健康行业这样的新兴产业而实现；而另一条途径是通过对传统行业更新换代而实现。

人工智能和大数据是新质生产力的核心通用技术："新质生产力"的核心通用技术应该和在各领域、各行业最通用的颠覆性技术紧密相关。

可以看出，符合"颠覆性、通用性"的新质生产力技术就是人工智能和大数据技术。换言之，我们可以得到以下结论：人工智能和大数据是新质生产力的核心通用技术。

六　人工智能大模型技术的创新应用

"生成式人工智能大模型"发展具有历史性、战略性的价值，主要是其突破了使用的壁垒，实现了大众化，使得非专业人员也能够较容易地使用人工智能软件完成他们的工作。

突破使用场景壁垒，是向通用人工智能（AGI）跨出的关键一步。人工智能大模型在一定程度上获得了对文字、语音、图像和影像的"通用性理解"，是向 AGI 的目标跨出的一大步。AGI 一直是人工智能发展的核心目标之一，它使得人工智能越来越趋近于人类的智力。

"人工智能大模型"技术使得人工智能在人群的使用广度上获得指数级的上升，也使得人工智能在各个领域应用的深度和广度获得了指数级的上升。例如百度每天生成的代码中，27% 的代码是由百度的文心大模型中的智能代码助手 Comate 自动生成的。

当前，中国在建立通用大模型中有两个严重不足之处：①由于在获得英伟达高端芯片方面受到限制，中国在算力发展上有显著局限性。②中文数据库以及网络上的中文信息和美国的信息库（例如专业的 PubMed 和非专业的维基百科）相比，其内容在数量和质量上都有显著差距。

人工智能大模型对于大健康行业的发展有着特别重要的意义。人工智能大模型能够在一定程度上对文字、语音、图像和影像材料开展综合判断，其可用于对受试者各方面的数据加以综合判断，从而为建立起"智能远程大健康管理系统"奠定关键的技术基础。

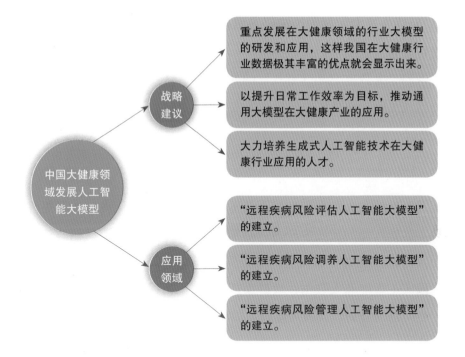

 最典型的新质生产力

除了以上对于人工智能与大数据和新质生产力有着紧密关系的讨论以外，以下证据还进一步说明：人工智能和大数据创造的生产力完全符合关于"新质生产力"的几个核心标准。

新质生产力的特点：创新。 人工智能和大数据是最近几年基本成熟的技术。"智能化""数字化"可以造成传统产业的更新换代或创造新兴产业。所以，人工智能和大数据是引导科技创新的关键技术。

新质生产力的关键：质优。 研发和生产过程中的"智能化""数字化"，对于质量的提升具有关键价值。

新质生产力的本质：先进生产力。 人工智能和大数据可以创新性地、显著地提升生产效率和质量，其本质是"创造先进生产力的关键动力"。

新质生产力的核心标志：全要素生产率的全面上升。 以上分析已举例说明了对于生物医药和医疗等行业，人工智能和大数据可全面地提升生产效率。

"新质生产力"摆脱传统经济增长模式、摆脱传统生产力发展路径：人工智能和大数据可以造成研究和研发的范式变革——从"假说驱动的范式"向"大数据驱动的范式"的变革。这必将造成传统生产力发展路径的范式变革，使之摆脱传统经济增长的模式。

八 创造大健康领域的"新质生产关系"

人工智能和大数据是发展十分迅猛的新兴学科。因此，为了更好地实现大健康产业的新质生产力，必须开展全面深刻的体制机制改革，创造出大健康产业的"新质生产关系"。至今有一系列瓶颈问题严重阻碍了我国人工智能和大数据在大健康产业等领域的价值体现。以下是对五个主要问题的分析以及政策建议。

（1）关于在大健康行业中大数据管理的问题

大健康产业的数据是关于人体健康的数据，其具有显著的特殊性和敏感性。需要国家尽快建立起关于大健康产业大数据的管理体制机制以及伦理规范。

（2）需要尽快建立起数据安全平台

在"大数据时代"，保证大数据的安全性是很有挑战性、重要性的工作。对于大健康产业，其数据安全性的保护是特别具有挑战性的工作：关于人体健康数据的安全性是特别需要保护的；而由于"远程智能大健康评估终端"是大健康产业关键的技术支撑，如何保护必须经过远程传输的大健康数据是极具挑战性的工作。如果该数据被盗，其将危及企业的生存。建议由国家建立一个强大的、能够保证数据安全性的平台，该平台提供"数据储存"的有偿服务。

（3）需要解决"大数据流通不畅"这一瓶颈问题

现今医疗等领域的"数据流"在流通方面仍处于淤堵状态，希望使用大数据的企业较难获得足够的高质量医疗数据。而由于缺乏有效的管理制度和平台，作为数据产生方的医院等机构缺乏动力向社会提供数据。可以预计，如果没有创新性的管理措施，大健康产业大数据的流通也会呈现和医疗领域类似的淤堵状态。建议由国家建立一个保证数据安全的数据交易平台。大健康企业如果判断一些数据可供其他企业使用，在这些数据被脱敏、保留数据所有权的基础上，可以向该数据交易平台提供数据，而用户可有偿使用该数据。

（4）需要增强人工智能和大数据的协同性发展

由于人工智能和大数据具有极其紧密的关系，需要加强人工智能和大数据的协同性发展。现今有一些大数据中心只负责收集数据，而缺乏将这些数据用于人工智能研发的能力，其显著降低了大数据的价值。大健康产业的大数据产生方应该具有一定的人工智能研究能力，从而能够推动人工智能和大数据的协同性发展。

（5）需要尽快完善数据拥有权的规章制度

设计出合理的数据拥有权方案是大健康产业数据管理中的一个重大挑战。例如对于产生大健康数据的民营机构来说，如果将该数据划归国有，其将损害这类机构的利益。而完全让民营机构自身管理大健康的海量数据，难度也会很高，并会产生严重的安全隐患。所以，建议国家建立起强大的、保护大数据安全性的"数据保管平台"，总体上要求大健康数据产生方以付费的形式将数据交给"数据保管平台"储存，而数据拥有权仍归于数据产生方。

参考文献

1. Jin L. Welcome to the phenomics journal[J]. Phenomics. 2021; 1（1）:1–2.

2. Weihai Ying. Phenomic studies on diseases：Potential and challenges[J]. Phenomics. 2023; 3（3）:285–299.

04

蓝海：大健康行业的重大战略领域

在浩瀚的健康蓝海中，大健康产业犹如一艘巨轮，引领着我们穿越生命的海洋，探索未知的健康彼岸。本章便是这个未来旅程的导航图，将涉及中国式大健康的几大重要领域。

健康科普，如同灯塔之光，照亮公众认知的航道，让科学的健康知识深入人心，成为每个人主动健康管理的罗盘。营养品产业，则是航行中的补给站，为身体这艘船提供必需的能量与养分，确保航程的持久与稳健。因为炎症是影响人体健康的一个中枢，能否对人体炎症进行有效管理将是决定大健康这艘航船能否行稳致远的关键。抗衰老研究，则是这场航行中对抗时间侵蚀的盾牌，它探索的不仅是青春的秘诀，更是生命质量与长度的双重飞跃。肠道菌群研究，如同解开人体内部生态平衡的密码，它们虽小，却影响着从情绪到免疫的每一个细微之处。青少年精神健康水平的提升，是大健康行业为世界未来的树木和花朵茁壮成长所做出的重大工作。水科学研究，宛如探索生命之源的深海潜水，每一滴水的奥秘都关乎生命的活力与延续……

还有更多本书未涉及的，甚至至今未为人知的领域，如同船上的每一根缆绳、每一片帆，将共同编织未来中国式大健康产业的宏伟蓝图。

 以高质量健康科普推动主动健康

1. 健康科普的重要性

健康科普对大健康事业发展具有很高的重要性和紧迫性。使广大民众知道"治未病"的重要性是大健康产业发展的基础。由于生活的奔忙，以及对于医疗功能错误的"迷信"，相当多的民众并不关注大健康、"治未病"。只要民众不重视大健康，大健康产业就没有发展的基础。

所以，推动大健康产业发展不仅是一个科学问题，更是一个社会宣传问题。必须清晰地告知广大民众以下事实：尽管医学有了很大进步，但对于急性脑卒中、晚期肺癌等重大疾病的有效治疗方法是很缺乏的。举例来说，中国的急性脑卒中患者每年接近 400 万人，死亡近 220 万人。随着社会老龄化程度的加速，脑卒中患者的数目很可能加速增加。如果不通过大健康产业将重大疾病的发病人数降下来，人民的健康和幸福将会受到不可估量的损害，医疗系统和医疗保险系统将会受到难以承受的压力。

2. 健康科普的主要理念和战略

健康科普的主要理念和战略目标是：需要推动从"我要你健康"的被动健康范式，向"我要健康"的主动健康范式转变，以实现"中国式大健康"的"人人拥有健康常识，人人享有健康资源"的目标。健康科普的重要目标和工作，旨在使民众了解以下方面的主要内容。

（1）了解医疗的根本局限性

长期以来医疗的能力被过度夸大和神话了。2023 年"国际脑卒中日"的口号是"卒中：防重于治"，这是一个非常有价值的、对医疗能力客观评估的回归。为了推动大健康产业的真正发展，需要回归我们对医疗的价值及其根本局限性的客观评价和认知，清楚地认知到：人体如同一部车，如果不保养，等到车坏了再修理，一个人就必将较快地失去健康和幸福。

大健康产业需要破除的一个关键错误理念是："不要怕，如果生病，医院都可以解决问题的。"以下数字可以帮助大众转变这样的错误理念：可以用有效药物治疗的急性脑卒中患者比例是个位数的；患脑卒中后很多人将有终身残疾，他们需要家庭和社会付出极大的资源以维护患者的基本生存；患过脑卒中的人是脑卒中的高风险人群，有近40%的比例会发作第二次；晚期肺癌的一年生存率小于20%……

（2）明白可用不复杂的方法预防疾病

健康科普需要向大众传播以下信息：生活方式对于重大疾病的发病有重大的影响。做一些并不复杂的事情，包括健康的饮食、一定的日常运动、对于自己血压和血糖的管理，就很可能可以显著降低自己患脑卒中、心肌梗死等重大疾病的风险。

（3）乐于学习大健康的基本知识和技术

大健康事业是需要全民参加的事业，每一个"个人"才是自己健康的第一管理者、责任人。而能够使自己健康地长寿，是每一个公民最大的幸福。所以政府、社会应该提供高质量的健康科普，使广大民众能够学习基本的大健康知识和技术。

（4）汲取中医学中"治未病"的精华

如本书第二章所述，中医学中有很多"治未病"的理念和经验。需要建立起强有力的健康科普机制，推动这些理念和经验向大众的传播。中医药学是中国古代文化的瑰宝，也是打开中华文明宝库的钥匙，是中国人民在长期与疾病作斗争中形成和发展起来的理论体系和方法。中医药学更是大健康产业的智慧源泉。

建议建立以下中医学健康科普的战略：认真落实《"十四五"中医药发展规划》，推动中医药文化教育贯穿国民教育始终，进一步丰富中医药文化教育，整体提升公民中医药健康文化素养水平。向大众科普需要以预防为主的健康理念，强调生活方式、饮食习惯和环境因素对健康的影响。需要通过定期体检、风险评估等方式，使人们及时发现并控制疾病风险。

3. 健康科普的全方位、全生命周期

《黄帝内经》将人的身体健康视为一个整体，注重身体各部位之间

的相互联系和相互影响。因此应该使大众了解在健康管理和服务中，需要综合考虑身体、心理、社会和环境等多方面的因素，需要对人体健康给予全方位、全生命周期的保护。

《黄帝内经》强调顺应自然、节制饮食、修身养性、动静结合等健康生活方式的重要性。大健康科普应该积极推广这些理念，引导人们养成健康的生活习惯，如健康饮食、适量运动等。

4. 在健康科普中用好人工智能技术

人工智能技术对于健康科普也具有关键的价值。举例说，"数字人"在健康科普中就可以有广泛的应用。一个对于健康科普特别有价值的人工智能技术就是应用于远程健康科普教育的"人工智能大模型"，其将显著地提升远程健康科普教育的质量：高质量的远程健康科普教育是解决中国缺乏高质量健康科普教师这个关键问题的法宝，是实现"健康科普教育机会均等"的关键步骤。人工智能大模型可以开展生动、有趣的对话式教育，使得科普教育能够克服现在的科普教育中"教师和学生缺乏深入探讨"这个严重问题。可以预计，运用"人工智能健康科普教育大模型"的远程教育将极大地提升健康科普教育的质量和人群覆盖面。

以生活方式管理推动"治未病"

生活方式管理对于大健康产业具有十分关键的作用。生活方式管理对于"治未病"的战略、方法和机制已经有一定的基础，但是总体来说，这是大健康产业在未来需要投入巨大力量开展研究及实践的一个重大领域。

未来的研究可能会证明：通过生活方式管理，对于"未病"的管理不仅有效，而且会经济和普惠。

生活方式管理对于"治未病"、管理慢病有着一系列应用。以全球致死率、致残率最高的疾病之——脑卒中为例，美国疾控中心报道，约

80%的脑卒中风险因素是可以被调控的。对吸烟这个风险因素，戒烟或少吸烟可以降低这个风险因素的影响；对肥胖和缺少运动这两个风险因素，可以通过运动和饮食管理加以控制；对糖尿病、高血压和高血脂这三个风险因素，也可通过运动和饮食管理加以控制。

运动是生活方式管理中的一个关键部分。"生命在于运动"是深入人心的一个理念。以老化为例，中国有一句老话："人老先老腿。"对于大部分人来说，最早发生的老化很可能发生在腿部的肌肉和关节。这一老化会造成人体运动功能的下降，最后造成人体整体功能的失常。为了避免腿部功能的下降，科学的、适度的运动是一个关键。但是，由于现代社会生活节奏的加速、生活压力的加大，很多人在运动方面变得越来越"懒"。

> 因此，大健康科普的一个重要目标就是让大家高度关注运动的重要性，真正地、科学地运动起来。

生活方式管理的另一个重要方面是对情绪的管理。《黄帝内经》说到："恬淡虚无，真气从之。精神内守，病安从来。"保持好心情、看得开是长寿老人的一个共同特征。当代生物医学越来越揭示了"身心关系"在疾病中的关键作用。举一个例子，一系列研究已发现肠道菌群的紊乱是糖尿病、自闭症等一系列疾病的重要病理机制。通过"肠脑轴"，情绪的紊乱会造成肠道菌群的紊乱，从而造成各种疾病。

生活方式管理的另一个重要方面是对睡眠的管理。中国成年人中失眠的比例约为38%，而失眠可造成心血管病、抑郁症等一系列疾病。原理其实很简单，如果大脑长期得不到休息，由于身心的紧密联系，会造成人体长期得不到休息，其必然会对大脑以及整个身体造成伤害。探索有效的睡眠管理方法无疑是大健康产业的一个重要部分。

1. 营养品领域的前景和挑战

在大健康产业中，必须建立起对疾病风险的"评估－调养－再评估"的闭环管理系统。而在调养战略中，各种营养产品的调养功能是十分重要的一部分。所以，大健康产业的发展必须高度重视营养品行业的发展。

必须承认，现在中国营养品领域鱼龙混杂，缺乏有公信力的评估系统，民众难以判别哪些是真实有效的营养品。针对这一状况，建议由政府牵头，建立起富有公信力的营养品评估系统，使营养品行业正本清源。各大学和研究机构应该"将论文写在祖国大地上"，积极参与国家对于营养品的质量和效果的评估工作。"营养品评估系统"可以帮助建立起营养品的优秀品牌，使民众能够放心地获得优质的营养品。

> 营养品行业是大健康产业中的关键一环，是大健康产业中的一个"核爆点"。如果中国营养品行业能够获得健康的发展，它会产生巨大的大健康效应，并产生每年千亿甚至万亿元级别的经济价值。

2."药食同源"的智慧

在探索营养学在大健康产业应用时，中医药学的理念——"药食同源"——是一个极有价值的智慧。事实上最好的调养健康状态的东西来自自然、来自我们的食物，例如有不少蔬菜和水果具有降血压、降血糖的作用。应该努力使这些营养学知识更好地服务于广大民众的健康。

"药食同源"的机制是什么？现代科学的研究，使我们发现了一部分机制。举例说，不论是药材、还是水果或蔬菜，它们有一个共性，就是具有抗氧化能力的营养成分，尽管这些分子成分可以存在于不同的形式，例如维生素 C、白藜芦醇、花青素、单宁等。苹果、山楂、橘子等水果以含维生素 C 等抗氧化剂而著称，而番茄、青菜等蔬菜也富含维生素 C；茶中的单宁是一个强抗氧化剂，而葡萄酒中的白藜芦醇，以及黑枸杞和蓝莓中的花青素都是著名的抗氧化剂。

　　大健康产业的发展中一个经济、有效、可行，而又会创造出巨大健康效益和经济效益的方法和战略是：运用"药食同源"的战略，研发、制造和推广大量的"药食同源"的产品，例如专门针对高血压、糖尿病患者的三餐。相信未来销售"降血压餐"和"降血糖餐"等产品的餐馆和企业会受到市场极大的欢迎。使数量巨大的高血压、糖尿病等疾病的患者每天能够吃到可缓解疾病而又美味的食品，是推动大健康产业的一个重要战略。

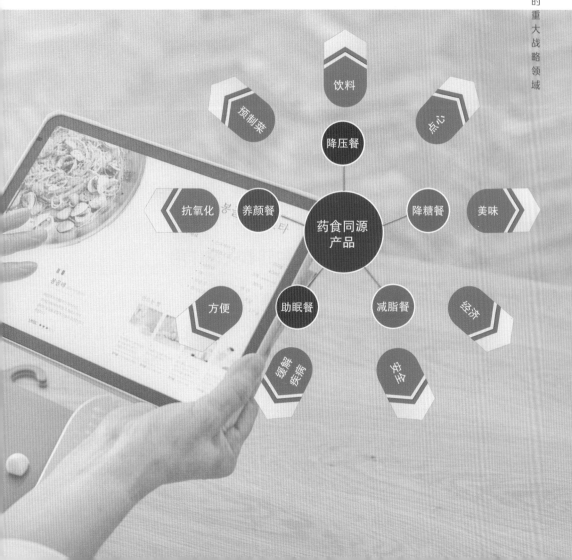

人体免疫系统具有抵御细菌、病毒等生物体的感染以及促进组织损伤修复等关键功能。在机体受到细菌、病毒等生物体感染等情况下，免疫系统的激活会造成由 TNF-α 和白介素 6 等促炎因子组成的"促炎网络"的激活，以及由白介素 10 和 TGF-β 等抗炎因子组成的"抗炎网络"的激活。"促炎网络"的主要功能包括激活机体的先天性和获得性免疫系统，完成消除入侵生物体等免疫功能。而"抗炎网络"的主要功能是在机体完成了去除入侵生物体等免疫功能后，抑制体内炎症，从而使机体恢复到正常的免疫水平。

人体免疫功能的大健康管理的一个核心原则是保持"阴阳平衡"：免疫功能低下或过度的炎症反应，都是多种疾病中的重要病理因素。在新冠病毒对人类健康造成巨大威胁的情况下，提升人体免疫功能以防范病毒的威胁已成为人类健康卫生领域的重大需求之一。同样，大量的研究已证明炎症反应通过以下三个关键途径对人类的健康和疾病状态产生着重大的影响：①炎症在人体老化中起着重要作用；②炎症在癌症等多种疾病的发生中起着关键作用；③炎症是一系列重大疾病发展中的关键病理因素。因此，对于以"治未病"为核心目标的大健康管理来说，人体炎症水平是一个关键的评估和调控指标。

1. 炎症反应在老化和疾病中起着关键作用

（1）炎症反应在老化过程中起着重要作用

不断增加的科学发现证明了炎症反应在老化过程中起着重要作用，一个代表性的理论是克劳迪奥·弗朗西斯博士等于 2000 年首次提出的"炎性衰老"理论。"炎性衰老"是指随着人体的老化，人体逐渐失去了对于一系列炎症反应的平衡和抑制功能，而人体在一生中不断积累的各种抗原负担以及对有害物质的长期暴露不断在诱导着体内炎症反应。人体中的"炎症网络"和"抗炎症网络"之间不断失衡，其逐渐造成了体内慢性的低度炎症，而这些慢性炎症就是造成老化中的疲劳以及各种老龄相关疾病的原因。最近发表于 *Nature* 的论文提供了炎症和老化关系的一个直接证据：该研究团队发现抑制促炎因子白介素–11 的信号通道可以改善老年小鼠的代谢和肌肉功能、降低癌症发病率，并且能够延长小鼠近 25% 的寿命。

（2）炎症反应在疾病发生中起着重要作用

慢性炎症是诱导癌症等一系列重要疾病发生的重要因素。由于"治未病"是大健康产业的核心工作，有关炎症在诱导重大疾病中的作用及其机制的全面深刻理解对于大健康的发展具有重要意义。

不断增加的科学发现不仅证明了炎症是诱导癌症发生的关键原因之一，而且已发现了部分机制。例如，持续的感染造成了慢性炎症反应。被激活的白细胞会通过产生活性氧和活性氮来对抗感染，而活性氧和活性氮相互作用会造成致癌物质——过氧化亚硝酸盐——的产生，其会对临近的增殖细胞中的 DNA 产生各种损伤作用，从而诱导癌症的发生。"幽门螺杆菌感染诱导胃癌"是一个典型例子，幽门螺杆菌感染已被认为是胃癌发生的首要原因。慢性的胃部幽门螺杆菌感染诱导慢性胃部炎症，其可造成细胞 DNA 的损伤从而诱导胃癌发生。

一系列研究也发现了炎症可以诱导除癌症以外的多种疾病，例如有多个科学发现证明了炎症和脑卒中发病的相关性。

（3）炎症反应是一系列重大疾病发展中的关键病理因素

一系列科学发现已证明慢性炎症性疾病（包括脑卒中、癌症、心肌缺血性疾病、糖尿病、神经退行性疾病、自主免疫性疾病以及慢性肾病等）是当今世界最重要的死亡原因。以癌症为例，大量的研究已证明炎症反应在多个癌症发展阶段起着决定性作用，这些发展阶段包括癌症的启动、促进、恶性转换、侵入以及癌转移。炎症反应也影响着对癌症的免疫监视以及人体对癌症治疗的反应。

2. 关于炎症与健康的重要研究方向

由于炎症在人体健康和疾病状态中起着关键作用，"对于炎症水平的评估和管理"这一领域是大健康产业中的一个关键领域。这个领域中有很多重要的科学问题以及关键技术亟待探索和研发。

（1）研究和建立非药物的控制慢性低度炎症的方法

由于慢性的低度炎症是造成老化以及癌症等多种重大疾病的关键因素，因此大健康产业的一个重要战略目标就是对人体的慢性低度炎症加以有效、无副作用的管理。药物具有副作用等缺陷，不适合日常使用抑制炎症的药物对慢性的低度炎症加以控制。因此，研究建立起管理和控制慢性低度炎症的"非药物"方法，是大健康产业面临的一个重大任务和挑战，其可能是产生大健康产业新质生产力的源头之一。

什么是具有前景的研发方向？以往中医学和西医学的研究已为我们建立了一定的基础——"药食同源"智慧的应用、适度的运动、心理的调养等都是很有前景的研发方向。举例来说，已有研究证明姜黄素有潜力成为用于管理慢性低度炎症的营养品。

（2）研究和建立无创评估体内炎症水平的方法

由于慢性的低度炎症在老化以及多种重大疾病中起着关键作用，建立起无创、经济、有效评估体内慢性低度炎症的检测技术对于大健康产业的发展有着关键意义和价值。但现在全球尚没有在这方面被广泛认可的技术。

现在检测体内炎症水平的主要方法是通过血液检测。这一方法在大健康领域的应用具有严重的缺陷：①这一方法是有创的，一般需要在临床机构完成。大健康产业服务的人群数以亿计，临床机构不可能对如此巨大的人群提供这一服务。②由于炎症是表征人体健康水平的一个重要标志，理论上最好能够较频繁地开展这类评估。但现今检测炎症水平的方法是有创的，其严重降低了较频繁开展炎症检测的可能。③血液检测对慢性低度炎症不具有足够的灵敏度。

建立起能够无创、经济、有效评估慢性低度炎症的检测技术具有很高的挑战性。以往的研究已提示这样的技术是有可能被建立的，例如上海交通大学殷卫海教授的研究团队用自己研发的仪器检测体表绿色自发荧光，其可以无创、经济、快速地评估体内炎症水平。未来仍然需要开展大规模的研究和验证工作，以建立起无创、经济的炎症检测技术。

（五）　有效管控老化过程，实现"健康地长寿"

老化是生命体随着年龄的增加其结构不断变得更紊乱、功能不断衰退的过程，它是所有生命的一个共同基本性质。薛定谔在他的著作《生命是什么？》中提出了对"生命"的著名定义："生命以负熵为生。"因此，我们可以将老化定义为："随着时间生命系统中熵的不断增加过程。"中医学对生命有它独特的定义，它认为生命的关键特征是"精、气、神"。根据这个定义，老化是"生命的精、气、神随年龄不断衰退或紊乱的过程"。

"对于老化过程的有效控制"对大健康产业是至关重要的。大量的研究证明老化是多种重大疾病的重要风险因素，例如与老化紧密相关的神经科重大疾病就包括老年痴呆症、脑卒中、帕金森病等。所以，有效管控老化过程就能够有效地"治未病"。大健康产业的一个关键目标是使广大民众健康地长寿，而有效管控老化过程就能够实现这个目标。

如何能够有效管控老化过程？中医学和西方生物医学的研究都有一系列的发现和智慧与经验的积淀。西方生物医学在老化研究领域的一个重要发现是"限制能量摄入可以延迟老化过程"。这个发现和中国文化中提倡的"吃七成饱"理念不谋而合。这个发现的一个机制是：细胞中的发电站——线粒体——是产生氧化应激的重要源头，而吃进过多食物会造成线粒体电子呼吸链中过多高能电子的流动，从而造成氧化应激水平的上升。由于氧化应激可以造成生命机体的各种损伤，所以"限制能量摄入"可以减少氧化应激对于机体的损伤。

西方生物医学有一系列关于衰老的理论，一个很著名的理论就是美国科学家哈代提出来的"老化的自由基假说"，而它就是"数量众多的保健品是各类抗氧化产品"这一现象的理论基础。另外一些有前景的抗衰老药物包括二甲双胍、雷帕霉素和SIRT1激活剂、NAD^+前体等。

中医学中历来非常重视养生延年之道，强调"外避邪气，内养精神"，例如《黄帝内经》中说："虚邪贼风，避之有时，恬淡虚无，真气从之，精神内守，病安从来。"中医学也强调"阴阳平衡，天人合一"在养生延寿中的作用，例如《黄帝内经》中说："上古之人，其知道者，发于阴阳，和于术数，食饮有节，起居有常，不妄作劳，故能形与神俱，而尽终其天年，度百岁乃去。"

尽管近 20 年的研究使得人类对于老化过程的理解有了重大提升，总体来说人类对于老化本质和机制的理解还远远不够系统和深刻。同时，中医学中关于养生延年的伟大智慧和经验也迫切需要被深入挖掘并发扬光大。由于衰老是大健康产业最值得关注的生命过程之一，大健康产业的一个关键发展方向就是继续深入地研究老化机制，建立起融合了中西方生物医学精华的控制衰老过程的体系。

极具潜力的肠道菌群研究和应用

现代研究已发现，人体中约 80% 的微生物存在于肠道中。一个成人肠道里的微生物细胞总数在 10 万亿数量级，是人体自身细胞总数的约 10 倍。肠道微生物群的种类有 1 000 ~ 2 000 种、其重量为 1 ~ 2 千克。这个寄生于人体中的巨大、复杂的微生物"小宇宙"长期被忽略了，而现在肠道菌群的研究和应用正在成为大健康和医疗领域的一个具有重要突破潜力的新前沿。

1. 肠道菌群在疾病中的作用

几十年来关于肠道菌群在疾病中作用及机制的论文数量增长很快。越来越多的发现提示，肠道菌群的变化对于多种疾病的发生有着重大和深刻的影响，而肠道菌群的紊乱是造成糖尿病等代谢性疾病、自闭症和老年痴呆症等大脑疾病的重要病理因素。

2022 年《新英格兰医学杂志》发表了重要研究成果：在抗生素治疗后再使用一种粪便提取物（SER-109）治疗的艰难梭菌感染患者复发率

只有 12%，而只用抗生素治疗的复发率达到 40%。这说明给患者提供特定的肠道菌群补充以推动他们的肠道菌群进入更加健康的状态，可有效地抑制艰难梭菌的萌发或复制，从而有效地防止感染复发。艰难梭菌感染是美国最常见的医疗相关感染之一，而粪菌移植（FMT）已成为针对复发性艰难梭菌感染的最有效、最经济的治疗方案。至今 FMT 已用于对至少 85 种疾病的治疗，包括以糖尿病为代表的代谢系统疾病、以炎症性肠病为代表的消化系统疾病、以老年痴呆症为代表的神经系统疾病，以及以慢性阻塞性肺病为代表的肺部疾病等。

大量研究已证明，由于肠道菌群的功能十分丰富和强大，健康人的肠道菌群状态必须被较好地保持。如果肠道中微生物的结构、种类、数量等发生了变化，就可能造成各种疾病的发生。对于多种疾病的发生和发展来说，"肠道菌群的变化"可能是一个共同的病理机制、一个共同的诊断生物标志物、一个共同的治疗靶标。可以说，肠道菌群的研究正在成为当代生物医学领域极其重要的领域之一，可能引起生物医学领域的一场变革。

为什么肠道菌群有如此重大的生物医学意义和价值？通过大量的研究，已经发现了肠道菌群至少具有以下重要的生物功能：①由于这些微生物长期寄生在人体中，它们已经具有一些人体本身不具备的生物功能。②肠道菌群具有十分活跃和重要的代谢能力，而这些代谢物对于人体健康状态有着关键影响。③肠道菌群还能够通过以下途径影响大脑的功能：一个是产生炎症因子，一个是通过肠道和大脑的交流沟通。这些途径的总称就是现在生物医学领域非常热门的一个词，叫做"肠脑轴（Gut-Brain Axis）"。

2. 对肠道菌群在大健康产业中发展方向及潜力的展望

至今肠道菌群研究主要聚焦在肠道菌群和疾病的关系上。对于肠道菌群在"未病"中的作用及机制的研究至今还很缺乏，而这个研究领域对于大健康领域的发展有着关键的意义和价值。

（1）通过检测肠道菌群评估疾病风险的研究

已有大量的证据证明，大多数疾病是由多基因和一系列环境因素长期、复杂的相互作用造成的。因此，对于大多数疾病来说，基因只是影响疾病发生和发展的因素之一，仅仅依赖基因检测是远不能精准评估疾病发生风险以及诊断疾病的。所以全球的大健康行业迫切需要能够比基因检测更为有效、更为精准的疾病风险评估的战略和方法。肠道菌群受到人体各方面因素较直接的影响，因此它的变化比基因能够更好地、更实时地反映人体的状况。

从肠道菌群变化到疾病发生，当中必然有着一系列逐渐变化的过程。因此，开展对疾病前肠道菌群状态的检测，并探索这些状态和各种疾病发生风险之间的相关性，以建立起相关的疾病风险评估方法，具有十分重大的价值和意义。这些研究将可能建立起系统的、全面的疾病风险评估方法，其对于建设系统的、强大的大健康产业具有关键意义。

（2）对于肠道菌群疾病前状态的调养

至今肠道菌群研究主要聚焦在运用肠道菌群治疗疾病的研究上。由于大健康的主要目标是"治未病"，肠道菌群的相关研究应该聚焦在针对某个疾病前期的肠道菌群变化，建立起能够逆转这些病理性变化，从而能够达到对疾病前状态调养的目标。可以预期，这是一个极其巨大的蓝海，而且其产品很可能可以实现普惠、经济的目标。因此，这个方向的发展对于中国式大健康产业的发展具有很高的价值和意义。

未来，需要能抗压的阳光青少年

大健康的本质是对生命健康的全周期管理。尽管重大疾病的发病人群主要是老年人群，青少年的心理问题也是大健康必须关注的重点问题之一。根据世界卫生组织的信息，全球抑郁症患者约为 3.5 亿人，已是全球第四大疾病。抑郁症患者人群仍在快速增长中。

中国有9 500万抑郁症患者，18岁以下的约占30%，超过2 800万人。《2022国民抑郁症蓝皮书》显示，近年来抑郁症在青少年群体的发病率呈逐年增加的趋势。

大健康的主要目标是"治未病"。因此，针对青少年抑郁症这一重大的健康卫生问题，中国大健康产业的一个重要任务就是在未来建立起强大的预防青少年抑郁症的管理系统，其战略目标是预防青少年患抑郁症、在青少年的抑郁症前期就进行有效干预。为了建立起这样的管理系统，需要回答以下两个关键科学问题：中国青少年抑郁症发病的原因是什么？应该建立起什么应对方案以有效地预防处于"抑郁症前期"的青少年发展成为抑郁症患者？

1. 认识青少年抑郁症

大量的研究说明，抑郁症是一个由基因因素、多种环境因素共同造成的复杂性疾病。抑郁症至今的治疗方法包括三大疗法：药物疗法、物理疗法和心理疗法，而这些疗法的理论基础在于：抑郁症的发病机制有一部分是由于人体物理性的病理变化，而另一部分是由于非物理性的、社会心理方面的病理变化。需要对于这些机制进行明确的梳理，才能为建立起多维度、多层次调理"抑郁症前期"的方案提供依据。

（1）抑郁症物理性病理变化的机制

遗传因素：大量的研究发现抑郁症的发生与发展和遗传背景有较紧密的相关性，遗传因素是抑郁症的一个重要发病风险。例如多个研究发现有较高的概率，抑郁症患者家族中也有其他抑郁症患者。

炎症与肠道菌群紊乱：有一系列研究发现炎症是造成抑郁症的一个原因。外周的炎症会造成大脑功能的病理变化，而持续的外周炎症可能造成抑郁。一项分析表明，在用于单一疗法或作为抗抑郁药物的辅助疗法时，消炎药能够在一定程度上减轻抑郁症状。研究也发现抑郁患者的肠道菌群有着病理变化，而其通过"肠脑轴"对于大脑产生负面影响，诱导抑郁症。

运动缺乏与营养缺乏：多项研究已证明运动可以有效地减少抑郁症的发生，而缺乏运动则会增加抑郁症的发生。运动对于大脑健康有着重要的益处：它能够增强体力和耐力，使得人在经受挑战时不容易被击垮；它能够通过刺激神经递质多巴胺的分泌，使得人获得愉悦感。以往的研究也已证明营养状态和抑郁症发病有着联系。关键营养的缺乏完全可能是造成抑郁的物理原因之一，未来的研究需要进一步分析抑郁症的发生和哪些营养的缺乏紧密相关。

（2）抑郁症发病的社会心理方面的原因

各种压力：中小学生面临着较高的学业方面的压力。不少父母望子成龙心切，使青少年的学业压力愈加沉重。这些负面因素，加上经济压力、孩子与父母及同学的关系紧张等因素，都可能成为青少年抑郁症的原因。

缺乏抗挫折能力：由于长期以来"应试教育"在中小学中占据主导地位，对中小学生培养、评价体系不够全面。可以设想，在遇到生活中的挑战和挫折时，一个觉得人生没有意义的青少年是很可能感到抑郁的。同时，由于"应试教育"的影响，学校和家长主要注重于学生对知识的学习，而忽视培养青少年应对生活中挑战、挫折的韧性和意志力。这些教育的缺乏很可能也是造成抑郁症发病率上升的原因之一。

病耻感：长期以来，"患精神疾病"被认为是件羞耻的事情。这一因素阻碍了学校、家庭和社会有效地去早期发现和干预青少年的抑郁症状。

2. 建立预防青少年抑郁症的管理系统

由于抑郁症是由多因素造成的，预防青少年抑郁症、干预抑郁症前期也需要从多层次、多角度开展工作。建议预防青少年抑郁症的管理系统可以分为两个部分：一个部分是"普适性精神健康提升系统"，它的服务对象是所有青少年；另一部分是"针对性精神健康提升系统"，它的服务对象是处于抑郁症前期的青少年。这两个系统的成功发展，需要整个社会以及整个教育系统从教育理念和方法上进行深刻的改革。

（1）"普适性精神健康提升系统"的建设

"普适性精神健康提升系统"包括以下几个类型的管理体系。

青少年人生价值观的培育体系：防止抑郁，最重要的是能够使青少年从内心热爱生命、热爱人类、热爱生活。而这样的培育需要生动、灵活的方式和方法。教育机构、家庭和社会需要充分认识到培育青少年拥有健康阳光人生观的至关重要性，需要充分发挥各自的智慧以建设起有效、生动的青少年人生价值观的培育体系。

青少年韧性、意志和应对挑战能力的培育体系：遇到各种压力、挫折和不利情况时，青少年的韧性、意志和应对挑战能力是他们是否能够克服艰难的关键基础。长期以来这方面的教育没有受到教育机构、家庭和社会足够的重视，至今这方面也缺乏系统的、行之有效的教育方法和体系。必须高度重视这样的教育体系在培养身心健全的青少年、预防青少年抑郁症中的关键价值。

青少年运动和营养的管理体系：运动可能是药物疗法与心理疗法的有效补充或替代品，其具有低成本和高收益的特点。运动对于提升青少年的意志力和韧性十分重要。美国、英国、澳大利亚等国家已将运动纳入了抑郁症治疗指南之中。未来有必要进一步研究运动的种类及强度对"抑郁症前期"青少年的效果。同样，青少年正处于长身体的阶段，需要开展系统的研究，以确定能够帮助预防抑郁症的营养组成。

学校和社会中应对青少年心理问题的管理体系：在各级学校以及社区，需要建立起"心理健康办公室"以及针对青少年心理的管理网络。家长对于青少年的心理健康程度产生着关键的影响。为了预防青少年患抑郁症，需要建立起关于"如何做好父母"的课程。父母们应该以鼓励、激励子女为主，做子女的朋友，而不能够用高压手段对待子女。

（2）"针对性精神健康提升系统"的建设

对于处于抑郁症前期的青少年，需要建设起"针对性精神健康提升系统"，以预防这些青少年发展成为抑郁症患者。

1）充分运用好人工智能和大数据，建立好评估抑郁症前期的标准以及相关的评估技术。结合生物医学的研究，建立起精准调养抑郁症前期青少年的技术和方法。

2）充分挖掘中医学中调养心理的智慧和经验，特别是"药食同源"理念以及针灸学的智慧和经验。

3）建立起"青少年心理健康管理中心"和抑郁症医疗机构的紧密合作关系，使得抑郁症患者能够被早期发现、早期治疗。

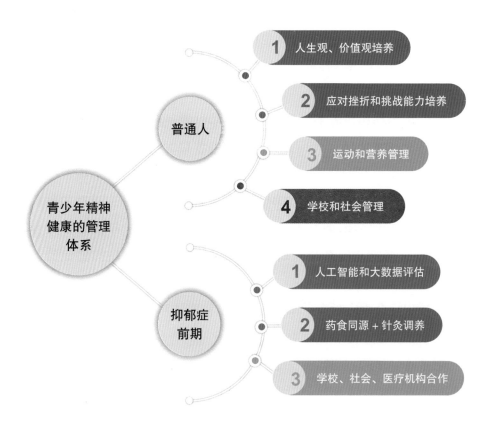

人类文明和生命健康的源泉：水

人类文明的发展是和水紧密相关的。中国、古埃及、古印度和古巴比伦这四大文明古国发源的一个关键原因是这些国家都拥有着伟大的江河，包括黄河、长江、尼罗河、印度河和幼发拉底河以及底格里斯河。原因其实很简单：在人类发展的早期，大江大河的水可以供人饮用、灌溉农田，也可以用于交通运输，这就满足了人类文明发展的基本条件，自然就可以催生人类文明的萌芽和发展。可以说，大江大河的水是孵化、哺育伟大人类文明的血液与乳汁。

管子称"水"为"万物之本源，诸生之宗室"。中国的智慧大师老子早就说"上善若水"，以及"万物莫柔弱于水也，克之刚强者莫之能胜"。作为中华文化核心之一的"五行文化"中，"水"也是"金木水火土"中的一个关键组成。无水何以生木？无水何以抑火？

1. 水对于健康的重要性

水无疑对于人体健康具有十分重大的影响和作用。

对于生命的生存什么是最基本、最必需的东西呢？现在已经很清楚了，是水、氧气和食物。人没有氧气，活不过几分钟。人没有水，活不过几天。而只要有氧气和水，人通过消耗体内的脂肪和蛋白等储存，是可以活几周的。

什么是人体中占据体积最大的物质？是水，它占人体中的总体积约70%，而水和人体中几乎所有其他物质都有紧密接触。所以影响了水，也就影响了人体的全部。

水在人体中有着以下主要功能：①水是体内一切生化反应进行的场所。②水是血液的主要组成，而血液是人体运输营养和氧气的主要通道，也是人体免疫系统实现其功能的关键场所。③水是很多物质的溶剂，其有利于营养物质及代谢产物的运输。④水对体温有重要的调节功能。⑤水具有润滑作用。⑥体内有部分水与蛋白质、黏多糖和磷脂等结合，作为"结合水"存在，以保证肌肉具有独特的机械功能。

饮用水的发展对于人类健康产生了巨大的作用。举例说，"自来水"的产生和发展使得人类的平均寿命增加了约 20 年。

在人类疾病史上，水也具有重要的作用。以霍乱为例，水源污染是霍乱传播的首要原因。而在今天，全球每年仍有近 500 万人因污染的水导致的疾病而死亡。

人类生存环境中"水量的变化"对于人类的健康和生存有着重大的影响。举例说，在国家应急管理部公布的 2020 年"全国十大灾害"中，前四个都是暴雨洪涝灾害，而云南的旱灾也是"全国十大灾害"之一。在全球上世纪的重大自然灾害中，1968—1973 年的非洲大旱造成了 200 万人以上的死亡，受灾人口达 2 500 万人。

2．中医文化中的水

在中医文化中，水无疑也有着极其重要的地位。中医学最深刻的精神之一就是"天人合一"，所以古代先贤认为人体的十二经脉是和自然界的十二条河流互相对应的，而十二经脉在内则和人体的五脏六腑相联系。中医中狭义的"水"指津液，广义的"水"指一切体液的总称。

中医学长期以来认为水即是药。《伤寒论》已经理解到作为溶剂的水在浸泡和煎煮过程中对于药效可以产生影响。李时珍的《本草纲目》指出"水为万化之源"，并将水分为"天水"和"地水"。该书对于雨水、露水、井泉水等四十三种水的性味、功效、药用和副作用做了详细论述。

中医学特别重视"水"和"气"的相互作用。《医理真传》写到"水离乎气，便是纯阴"，指出了没有气，水就是死水。

3. 对于水的科学研究

水覆盖了超过 70% 的地球表面积。水表面上平淡无奇，其实它在地球上、在生命中一直是最伟大的存在、最强大的巨人之一。为什么通过自然的进化，H_2O 这个很简单的分子在生命中、在地球上获得了如此重要、如此特殊的地位呢？这是永远值得探索的科学问题。从某种意义上说，揭示水的奥秘，也就为揭示生命的秘密提供了一个基石。

关于水的生物医学研究中的一个里程碑性发现，是美国约翰斯·霍普金斯大学的教授彼得·阿格雷（Peter Agre）关于水通道蛋白（Aquaporin）的发现。他发现了水通道蛋白就是位于细胞膜上的、使水分子得以透过细胞膜进入细胞的主要分子。这一重大发现使彼得·阿格雷分享了2003年的诺贝尔化学奖。水通道蛋白能够仅让水分子通过的原因是：水分子经过水通道蛋白时会形成单一纵列，进入弯曲狭窄的通道内，这时水通道蛋白内部的偶极力与极性会帮助水分子旋转，以适当的角度穿越狭窄的通道。已知哺乳类动物体内的水通道蛋白有13种，其中6种位于肾脏。已有研究提示了水通道蛋白的重要生理功能，例如有研究发现AQPO的突变可能导致晶状体水肿和白内障，而小鼠缺乏AQPO将患先天性白内障。

由于水过于常见，而表面看来水似乎很简单，至今对于水的科学研究有一个重大误解：水太简单，没有必要开展深入的基础科学研究。但是很多信息已经指出：水的科学本质其实是极其复杂的，人类对水的理解还处于十分肤浅的层次。上海大学、中国科学院的著名水研究专家胡钧教授在2018年的一个采访中指出："这个世界上可能很少有物质像水那样，和人的关系如此紧密，但迄今人类对它本质的了解仍极其有限。"一个司空见惯的关于水的奇特性的例子是：几乎所有物质都是"热胀冷缩"，而只有水在冷却成冰时体积增大了。新加坡南洋理工大学的教授Changqing Sun 在他与他人共同主编的专著——《水的属性——一个概念，多个神话》中归纳了一系列有关水奇特性质的发现。美国国家科学院院士洛伦·艾斯利（Loren Eiseley，1907—1977年）的一句话可能最清晰地说明了这位人类学家、教育家、哲学家和自然科学作家对于水本质的直觉："如果这个星球上有神奇的话，这个神奇就存在于水之中。"

可以说，人类对于水本质的了解只是冰山一角。而未来对于水的科学性质的深入研究，完全可能使我们释放储存在水之中的巨大健康潜能，使水成为提升人类健康水平的重要角色。

4. 关注饮用水产业的高科技、高质量发展

世界水资源研究所 2019 年发布的报告显示，全球约 25% 的人口面临"极度缺水"的危机。联合国的数据显示，全球 40% 以上的人口受到缺水的影响。水资源的短缺与社会贫困往往是一些动荡的根源。由于全球有一半的人口生活在与邻国分享河流与湖泊的国家里，水资源之争可以成为地区冲突的导火索。中国属于水资源紧缺的国家，人均水资源占有量只有世界平均水平的四分之一。中国的人均水资源占有量约为 2 100 立方米，而低于 3 000 立方米的属于"轻度缺水国家"，低于 2 000 立方米就属于"中度缺水国家"。

针对"水危机"，联合国秘书长古特雷斯曾强调："我们必须鼓励为解决全球水危机开展合作，加强对气候变化影响的适应能力，确保所有人特别是最弱势群体都能获得水。在努力实现可持续发展目标的过程中，我们必须重视水资源，确保对其进行包容型管理，这样才能可持续地保护和利用这一重要资源，造福全人类。"

人类饮用水的来源已经过了以下几个关键历史变迁：最初期的水源是"自然水源"，包括河水、湖水以及井水等。"自来水"的出现和发展是人类健康卫生史上最重大的变革之一，提升了近二十年的人类平均寿命。饮用水的第三个发展阶段是各种瓶装的"纯净饮用水"，其第四个发展阶段是"瓶装矿泉水"。而现在中国饮用水的一个主要发展方向是对于"健康功能水"的探索。

现在中国的"健康功能水"领域和中国的营养品领域一样，具有良莠不齐的状况。一些"健康功能水"缺乏扎实的科学原理。现在对于"健康功能水"的相关监管体制机制以及组织机构还不完善，真正有价值的"健康功能水"的发展受到了严重制约。由于水在日常生活中使用的普遍性，发展出真正具有价值的"健康功能水"对于提升中国人民的健康水平具有极其重大的价值和意义。

如果一种没有任何添加物的水就有稳定的调养疾病前状态的能力，这样的水就是大健康产业非常需要的产品。这样的水是否有可能被人类

制造出来？最近的研究提示是可能的。例如，上海大学的水研究专家胡钧教授报道了他们的原创性发现：一种没有任何外来添加物，由于物理方法的作用而具有超小粒径纳米气泡的水具有抗氧化能力。上海交通大学殷卫海教授团队也发现，一种没有添加物、但是经过"多模态物理水调控技术"处理过的水具有一定的减少炎症性损伤的能力：在一种小鼠肠炎的模型中，饮用了这种水的小鼠的肠炎性损伤有了减少，而两个参与肠炎的关键酶的活力也有了下降。未来有必要对于这些有前景的研究方向进行深入的探索。

由于水是人体的核心刚需，可以预计发展出真正的"健康功能水"将产生出新质生产力，创造出巨大的社会经济价值。考虑到饮用水相对较低的制造费用以及极其巨大的市场，可以预计在"人工智能时代"，饮用水企业有望成为极少数可以和信息行业巨头分庭抗礼的高价值企业。

5. 对于加速提升水的健康作用的建议

水对于大健康具有十分重大的影响和价值，是人类最根本的刚需之一。

建议尽快建立起在"大健康时代"发展高质量、高科技饮用水的战略。这是实现普惠、经济的中国式大健康的重要步骤。

加速探索水的奥秘
加速提升水的健康功能

1 水是百药之王

需要建立创新性技术以充分挖掘出水的健康功能，实现"水是百药之王"的中医学理想，以解决由于人口老龄化等因素造成的对全球医疗体系的巨大压力和威胁。

 2 普及洁净水

需要大力普及洁净水饮用的全球覆盖率，以减少由于饮用污染水而造成的疾病和死亡。

3 解决缺水危机

需要通过创新性的"海水净化""污水净化""雨水利用"等技术，以解决全球面临的缺水危机。

 4 调控水的结构和功能

需要在西方医学以及中医学的理论基础上，深入、系统地研究水的基础科学、水的医学健康功能，从而能够发现调控水的结构与功能的新方法、新战略。

5 关注水容器安全

饮用水容器的安全问题中，最值得关注的生物安全问题是微塑料问题。

 6 普及健康饮水法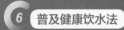

需要建立起健康饮水的标准，大力推动科普宣传工作，使广大民众了解正确饮水的重大健康价值、了解正确的饮水方法。

1. 国务院办公厅，《"十四五"中医药发展规划》，国务院办公厅发〔2022〕5号。

2. Feuerstadt P, et al. SER-109, an Oral Microbiome Therapy for Recurrent Clostridioides difficile Infection[J]. N Engl J Med. 2022; 386（3）: 220-229.

3. Turnbaugh PJ, et al. An obesity-associated gut microbiome with increased capacity for energy harvest[J]. Nature. 2009; 457（7228）: 480-484.

4. Cani PD, et al. Metabolic endotoxemia initiates obesity and insulin resistance[J]. Diabetes. 2007; 56（7）: 1761-1772.

5. Zhao L, et al. Gut bacteria selectively promoted by dietary fibers alleviate type 2 diabetes[J]. Science. 2018; 359（6380）: 1151-1156.

6. Miyauchi E, et al. The impact of the gut microbiome on extra-intestinal autoimmune diseases[J]. Nat Rev Immunol. 2023; 23（1）: 9-23.

7. Fu J, et al. Ageing trajectory of the gut microbiota is associated with metabolic diseases in a chronological age-dependent manner[J]. Gut. 2023; 72（7）: 1431-1433.

8. Pang S, et al. Longevity of centenarians is reflected by the gut microbiome with youth-associated signatures[J]. Nat Aging. 2023; 3（4）: 436-449.

9. Liu Y, et al. Gut Microbiota and Metabolites. Phenomics. 2023; 3（3）: 268-284.

10. Sidhu SRK, et al. Effect of Diet and Dietary Components on the Composition of the Gut Microbiota[J]. Nutrients. 2023; 15（6）: 1510.

11. Zheng J, et al. An antioxidation strategy based on ultra-small nanobubbles without exogenous antioxidants[J]. Sci Rep. 2023; 13（1）: 8455.

12. Yinghui Men, et al. Koisio Technology-Produced Water Significantly Decreased Multiple Injuries in Mouse Model of DSS-Induced Acute Colon Inflammation[J]. ChinaXiv: 202212.00038v1.

05

特征：硬核、普惠、经济的
大健康

大健康产业发展的关键是"三位一体"的发展，其包括：①以一流的大健康创新产业研究院为"中央厨房"，研发出经济、无创、快速、客观的重大疾病风险评估技术及仪器，并发展出"评估－智慧调理－再评估"的大健康闭环管理系统。②孵化、发展出生产可普及应用的大健康核心技术和仪器的产业链。③推动建立起有核心技术支撑的"大健康管理系统"。

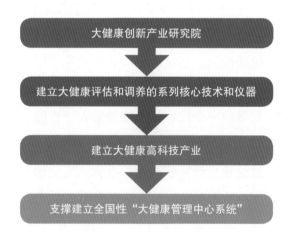

可以预计，未来对广大民众来说，最重要的健康服务机构不仅包括"医疗系统"，还将包括拥有核心技术支撑的"大健康管理中心系统"。这些系统以硬核、普惠、经济为特征，为广大民众提供切实的大健康服务。

一 创建一流的"大健康创新产业研究院"

大健康产业的发展必须坚持以高质量研发为特征的"中央厨房"理念，必须防止其研发在低水平、相互重复的基础上发展。为了建立起具有国内、国际一流水平的"中央厨房"、成为大健康事业发展的重要驱动力，有极高的重要性和紧迫性尽快建立起"大健康创新产业研究院"。该研究院对于大健康产业的发展将起到关键作用。

由于大健康产业至今十分缺乏可以普及到基层的经济、无创、快速、客观评估疾病风险的技术和仪器，迫切需要建立起"研究院"以领军开展从基础原理研究到技术转化的系统性研发。

现在十分缺乏科学、系统的调养疾病前期状态的技术。中医学、营养学等领域在这方面具有重大潜力，但这些潜力还远未发挥。而根据疾病风险评估结果，依据于大数据和人工智能加以科学地设计个性化的调理方案，其构成了对大健康产业至关重要的"评估 – 调养 – 再评估"闭环系统。"研究院"将承担这一极其复杂、具有挑战性的战略性工作。

相对于医疗系统，大健康系统仍然缺乏系统和科学的标准。这些标准的建立是极具挑战性的，必须由专门的研究院承担这项十分重要和复杂的工作。

大健康行业发展的一个核心技术依赖是人工智能和大数据，以及建立在这些技术基础上的"智能远程大健康管理系统"。所以，"研究院"的一个关键工作就是建立起能够高效、准确、安全地为"智能远程大健康管理系统"做核心技术支撑的大数据管理中心以及人工智能中心。

大健康产业迫切需要研发和生产核心技术的企业群体。"研究院"的一个关键工作就是不断孵化出这样的产业链。

发展大健康产业的一个关键是推动体制机制的全面深刻改革，而这方面战略思想的建立迫切需要由在第一线研发大健康技术、孵化大健康企业的"研究院"来承担。

为了实现这些战略目标，需要建立起大健康产业创新研究院。"研究院"可以作为"中央厨房"，不断研发出具有国际先进水平的大健康硬核科技，不断孵化出一流水平的大健康企业，以其为基础可以建立起遍布全国乃至全球的、拥有核心技术和仪器支撑的"大健康管理中心系统"。如果这一重大战略性目标得以实现，其对于中国人民的健康和幸福、对于中华民族复兴、对于中国的社会经济发展，都将具有重大的意义和价值。

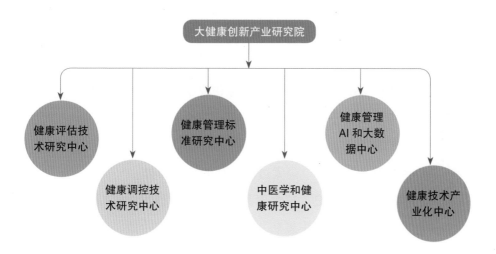

二　疾病风险评估标准的建立

1. 现有疾病发病风险评估标准中的问题

对于以"治未病"为核心目标的大健康产业来说，建立疾病风险的评估标准具有关键的价值。对于糖尿病等疾病来说，已有着较稳定的"糖尿病前期"的评判标准。但是对于脑卒中、心肌梗死等重大疾病来说，现有的疾病风险标准在实际应用和准确性上是远远不够的。而这些疾病恰恰属于大健康产业中最值得关注的疾病。

以下以分析现有的评估脑卒中发病风险方法的问题，说明现有重大疾病风险评估标准中的严重问题。现有的国际通用的评估脑卒中发病风险，主要是通过对被评估者是否有以下状况进行量表填写：高血压、糖尿病、高血脂、吸烟、房颤、高 BMI（身体质量指数）、缺乏运动、脑卒中家族史等。在对社区的大规模脑卒中筛查中，这一评估方法具有多个关键的缺陷。

它假设被评估人对于本人的健康状况有着实时的、准确的了解。而大健康服务最重要的人群，绝大多数是已经退出工作岗位的老年人，如果没有严重的疾病症状发生，他们很少会经常、主动地去做全面体检。而且对于老人来说，身体状况是会由于患上重感冒等因素而有较快速的变化。所以，现在通用的评估脑卒中发病风险的方法在具体的应用情况下，是很难真正有效应用的。

评估脑卒中发病风险的指标在实际状况中也很难准确评估。例如对于高血压，不少人是使用药物控制的，而每个人有着不同的高血压严重程度、不同的使用高血压药物的历史、不同的药物控制血压的效果等，仅记录是否患有"高血压"是太过简单化的评估参数。

对于"家族脑卒中史"这个参数，其本身的科学性值得怀疑。因为对于具有遗传性质的脑卒中患病，这个参数有一定价值。但是对于由于非遗传因素（例如工作压力等）造成的"家族脑卒中发病"，这个参数对于评估的价值就会较低。

对于"吸烟"这个参数，现实中也有多方面的因素会影响评估的准确性，例如一个人有三十年的烟龄，但是已戒烟一年了，那么他究竟属于"吸烟者"还是"非吸烟者"？少量吸烟的人是算"吸烟者"还是"非吸烟者"？

BMI 也是评估脑卒中发病风险的指数之一，该指标通过体重（千克）除以身高（米）的平方计算得出。但是，BMI 作为评估健康水平的参数有着显著的缺陷。例如一篇发表于 *Nature* 的文章指出，BMI 在使用体重作为计算参数时，不区分该体重是来源于脂肪还是肌肉，这样的混淆降低了 BMI 作为评估健康水平参数的价值。BMI 的计算也不区分脂肪的分布位置，这也会降低它作为评估健康水平参数的价值，因为在人体器官周围的脂肪对于人体健康是特别有害的。

2. 建立新的疾病风险评估标准的重要性及其战略

人类表型组检测各种标准化的跨尺度、多维度的人体性质，并分析这些性质之间的关系。它是"数据驱动"研究的一个典型，其超越了传统的"假说驱动"研究的相对低得多的效率。所以，人类表型组学这一新型的研究战略和技术特别适用于研究评估疾病发病风险的新标准。

建立系统的针对各种疾病发病风险的评估标准对于大健康产业具有关键的价值和意义。没有这些标准，准确的、对于被检测者疾病发病风险的评估就不可能实现，对于被检测者疾病发病风险的调养也将失去基础。因此，需要建立强有力的研究机构，对各种疾病发病风险的评估标准开展系统深入的研究。

 建立"大健康管理中心系统"

"大健康管理中心"在大健康产业中的地位，相当于医院在医疗行业中的地位。"大健康管理中心系统"的建立对于"治未病"的重要性，等同于医疗系统对于治疗疾病的重要性。只有建立起这样的系统，大健康产业和"治未病"才能够拥有组织结构上的真正依托。

建议大健康管理中心的组织结构中包括以下部分：远程智能健康评估中心，健康科普中心，中医学调养中心，生活方式管理中心，营养和

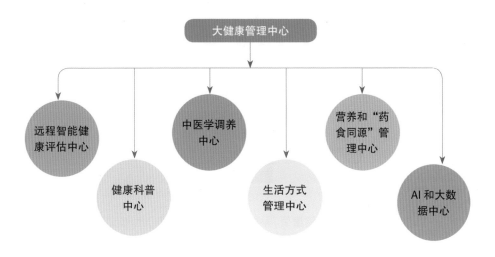

"药食同源"管理中心，人工智能和大数据中心等。可以预测，未来在中国及全球对广大民众健康最重要的服务机构不仅包括医院系统，还将包括拥有核心技术支撑的"大健康管理中心系统"。

大量的基层医疗机构在较短的时间内很难有足够的人才以及硬件设备，以达到足够高的临床诊断准确率以及治疗的高效性。建议一部分基层医疗机构可以转型为"大健康管理中心"。

中国式大健康产业为广大民众服务，其技术的应用场景十分广泛，包括全国各地的以乡镇和街道为单元的社区、养老机构、企事业单位、保险机构等，也包括火车站、咖啡馆等商业场所。理论上，未来大健康产业发展的范围并没有专门的限制，只要哪里有需求哪里就可以发展大健康产业。大健康技术在很多场景、广泛区域应用，其核心基础就是人工智能和大数据技术的应用，以及"远程智能健康管理系统"的发展以及全面推广。

对于不同的应用场景，必须了解各种场景的特殊情况，建立起最适合的管理机制和技术配备。例如城市的街道社区和乡村的乡镇，它们就

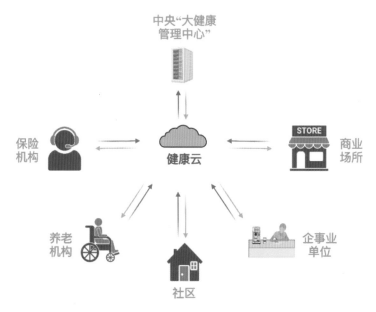

"大健康管理中心系统"示意图

有着重要的差别：街道社区的居民比乡镇居民一般来说有着相对较高的收入、有较高的文化水平。因此，在乡镇的大健康管理中，对于技术的介绍需要更加简单、易懂，技术上的应用也应该更加经济。

在大健康产业链中，以下类型的企业具有特别重大的发展潜力。

（1）生产以大数据和人工智能为基础的"远程健康评估终端"的企业，这样的终端包括可穿戴设备等。

（2）作为大健康评估和调养系统管理中枢的"人工智能和大数据中心"。

（3）生产以"药食同源"为理念产品的企业。

（4）生产高质量、有效调养健康状态营养品的企业。

（5）产生高质量大健康科普信息的企业。

 四 大健康时代的人才培养

大健康时代正在来临。对于一个重大新兴产业的早期发展，人才是至关重要的。大健康时代需要什么样的人才呢？以下是这样的人才的鲜明特征。

大健康产业的人才首先需要拥有对于生命的极高尊重和热爱，要有"为人民健康服务"的高度热情和使命感。

大健康人才必须具有创新性。由于大健康产业还处于发展的很早期，百事待兴、百舸争流，这时候创新性地发展大健康的技术以及服务，是使自己保持行业领先的关键战略。

大健康产业的人才需要善于学习。由于中国式大健康产业的发展将十分迅猛，新概念、新技术不断出现，他们应该善于捕捉最有价值、最创新的思想。

大健康产业的发展需要多学科的交叉融合，其中特别重要的方向包括中西医学、人工智能和大数据科学。当然根据不同的工作岗位，每一个人只需要对自己负责的部分有深入的理解和把握，而对其他部分有着宏观的了解。

大健康产业的人才需要善于合作、善于交流。这个产业是为大量民众服务的产业，需要和被服务者（很多是已经退休的老人）很好地沟通。同时，大健康的管理人员通常需要作为一个团体开展服务，这一团体之间很好的沟通也是十分重要的。

五　造福中国大众的大健康产业

1. 服务的普惠性和经济性

为最广大的民众提供大健康服务是中国政府的关键工作和任务。

中国大健康产业服务人群中的一个关键部分是老年人群，而他们中的绝大多数人已经退休，每年收入是比较低的。所以，大健康服务如果比较昂贵，就会超出他们的可支付能力。

随着社会老龄化的加速，可以预期中国医疗系统和医疗保险系统将会承受越来越大的压力。只有实现大健康产业的经济性和普惠性，实现重大疾病人数显著下降的目标，才能够不断减小对于医疗系统和医疗保险系统的压力。

因此，中国式大健康产业必须提供普惠和经济性的服务。

2. 服务的可行性分析

至今在全球范围内，并没有全面系统地研究过以下核心问题：是否大健康产业通过普惠和经济性的服务就能够有效地"治未病"？所以，未来中国大健康产业发展的一个关键任务，就是开展系统全面的研究以获得对这个核心问题的答案。

以已有的发现为基础，我们可以预测：中国大健康产业完全可能实现普惠性、经济性。至少有以下三种技术和方法。

（1）人工智能和大数据是大健康产业实现普惠性、经济性的关键基础。大健康管理的一个关键部分是建立起由"远程健康评估终端"以及大数据和人工智能技术构成的"智能远程大健康闭环管理系统"。该系统通过人工智能对"远程健康评估终端"受试者的健康数据进行远程分析，可以对受试者的健康状态加以评估。而且该系统通过简化，其操作并不需要专业人员。这样系统的技术一旦成熟就可大规模复制，系统本身以及检测的价格都会极大地被降低，这样就会显著地减少大健康管理的费用。这样的人工智能和大数据应用空间十分广阔，其将是使得大健康服务实现经济化和普惠化的一个关键法宝。

（2）健康科普对于大健康产业的存在和发展都是至关重要的。建立起高质量的健康科普机构，是实现大健康服务经济性和普惠性的一个重要战略。

（3）生活方式管理也是实现大健康经济性和普惠性的一个重要战略。如上所述，生活方式管理（包括以"药食同源"为理念的管理）可以用较低的费用显著降低患重大疾病的风险。所以，有必要大力研发高质量的、科学性的生活方式管理方案。

大健康产业发展面临的最重要挑战之一是：一方面评估要尽量精准和有效，另一方面又要经济和普惠。

如何迎接这个挑战？有一个建议——研究中用"高级雷达"判定目标，实践中用简单手段寻找目标。

以代谢组学研究为例，它可以用来寻找和判断和某种疾病前期紧密相关的代谢标志物，而在寻找到生物标志物以后，就可以应用简易的方法在大健康管理中心去评估大众的疾病前期状态。由于保证大健康服务的普惠性和经济性是中国式大健康产业的本质和关键标志，中国式大健康产业未来的一个持久核心目标就是不断探索和建立起更经济和普惠的技术。

六　对于中国式大健康产业发展的战略建议

中国式大健康产业是未来产业，其将产生重大的新质生产力，必须开展全面深刻的体制机制改革，建立起"新质生产关系"，才能够使中国大健康产业行稳致远。以下是关于体制机制改革的一些战略建议。

（1）需要建立起高度关注"中国式大健康产业"发展的共识。需要在"健康中国"的国策基础上，出台一系列法律和法规，以保证中国大健康产业能够得到持续有力的发展。需要充分发挥中国的制度优势，由各级领导机构的第一把手亲自担任各级"大健康发展委员会"的主要领导人。

（2）需要建立管理大健康产业发展的专门机构，其既可以是类似于"国家大数据局"的"大健康局"，也可以是国家卫生健康委员会中新设的"国家大健康局"。

（3）需要重点关注中国大健康产业发展战略的研究，系统地制定对大健康产业研究院、大健康产业链、大健康管理中心的发展规划。

（4）需要不断培育、孵化具有颠覆式创新特征的大健康技术和仪器，建立起"大健康技术的中央厨房"。需要通过体制机制的改革加速优秀产品在全国的应用推广。

（5）需要建立国家的"大健康发展专项基金"，同时充分调动民间资本投资中国大健康产业的热情。

（6）需要建立起系统的培养大健康人才的体制机制，建立起一系列大健康学院，将"健康科技"作为未来重点发展的学科之一。

七　国际大健康产业发展的紧迫性

总体来说，在全球领域都有"看病贵、看病难"的状况。同时老龄化问题在发达国家也很严重，例如日本现在 65 岁以上的人口占比已超过了 29%。在不少国家，卫生健康领域都处于一种接近危机的状态。以美国为例，在前几年的新冠肺炎流行中，整个国家人口的平均寿命减少了近 2 年。这个平均寿命低于中国，也低于哥伦比亚。可见尽管美国的医疗科技是世界最强的，但在大健康领域是有严重不足的。

由于老龄化的加速、重大传染病的流行，全球的医疗和医疗保险系统正处于愈加巨大的压力中。而且以西方医学为主的医疗系统愈加显示出了它"看病难、看病贵"的关键弊病。所以，中国对于大健康产业具有紧迫的巨大需求，而全球对于大健康产业也具有紧迫的巨大需求。

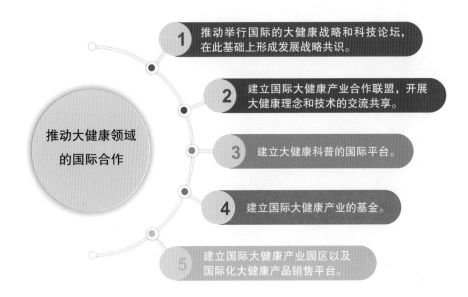

推动大健康领域的国际合作

1 推动举行国际的大健康战略和科技论坛，在此基础上形成发展战略共识。

2 建立国际大健康产业合作联盟，开展大健康理念和技术的交流共享。

3 建立大健康科普的国际平台。

4 建立国际大健康产业的基金。

5 建立国际大健康产业园区以及国际化大健康产品销售平台。

06

战略思考：中国特色和全球视角

新冠病毒感染疫情发生后，"大健康"一词的热度从未减退。相反，伴随着生命科学的迅猛发展以及生成式人工智能模型的垂直运用，大健康产业愈发呈现出井喷之势。然而，何为"大健康"，含义仍然不明。一般而言，大健康是指通过维护和改善个体、群体和整个社会的健康状况，实现身体、心理、社会适应和精神等各方面的全面健康。大健康不仅关注疾病的预防和治疗，还强调生活方式、环境因素、遗传因素等多方面对于健康的影响，以及健康教育、健康服务、健康政策等多个层面的综合干预。其目标是提高人们生活质量、延长寿命，促进社会和谐发展。

于布为教授临床医学经验丰富，他对大健康也有独到的观点。受他的启发，如果给"大健康"下定义，可以这样说——这是一种基于数字社会发展趋势和人工智能广泛运用，从生命体（个体与群体）内部构成、外部环境和活动方式等纬度，使用普惠便利、安全可及的科学技术或管理方法进行检测评估和有效干预，确保生命体全周期身心综合平衡或精气神功能健康状态的广泛社会运动。

一 全球共同的大变局

当今世界面临"百年未有之大变局"。人类社会老化加速、全球气候变化、现代社会异化，以及资本驱动的医疗体系恶化，导致世界范围内卫生健康领域面临严峻挑战，严重制约着人类社会绿色低碳的可持续发展。

1. 全球气候变化对人类健康的影响

　　全球气候变化，这一跨越国界、影响深远的全球性问题，对人类健康构成了严峻的挑战。其影响是多方面的。

　　首先，从生理层面来看，全球气候变化导致了极端天气事件的增多。如热浪、洪水、干旱和风暴等，这些极端天气直接威胁到人类的生命安全。例如，热浪可能导致热射病和中暑，而洪水和风暴则可能引发伤害事故和传染病的爆发。此外，气候变化还会导致空气质量下降，增加了呼吸系统疾病的发病率，尤其是对于哮喘患者和其他有呼吸道问题的人群来说，这是一个不容忽视的健康风险。

　　其次，气候变化对农业产量的影响也不容忽视。它可能导致粮食供应不稳定，进而影响食品价格和可用性。这种变化不仅影响了人们的饮食习惯，还可能使一些国家（尤其是发展中国家）的民众面临营养不良的风险。此外，气候变化还可能导致水资源短缺，影响饮用水的质量和数量，从而增加经水传播疾病的风险。

　　再次，在社会经济层面，气候变化可能导致大规模的动物及人口迁移。某些物种的迁移，可能带来细菌病毒的传播扩散，直接威胁人类生命健康。近年来，随着全球变暖趋势的加重，冰川消融加速，一些沉寂的古老病毒可能重返人类活动空间，带来极大的不确定性。人口的迁移，可能导致某些地区变得不适宜居住。这种迁移可能导致社会紧张和冲突，进一步损害人们的心理健康和社会福祉。同时，医疗保健系统也可能面临压力，因为它们需要适应与气候变化相关的健康风险，并需要为受影响的人口提供额外的支持。

　　全球气候变化对人类健康的影响是复杂、广泛而深远的，需要我们从多个角度进行评估和应对。一是需要通过科学研究来更好地理解气候变化与健康之间的联系，以便制定有效的预防策略。二是政府和公共卫生机构应加强合作，制定应对气候变化的综合性计划，包括提高公众意识、改善基础设施以适应极端天气事件，以及确保医疗资源的合理分配。三是国际合作也至关重要，因为气候变化是一个全球性问题，需要各国共同努力，共同应对。第四，个人层面的行动也不可或缺，包括减少碳足迹、采取可持续生活方式和支持环保政策，每个人都可以作出贡献。

建设生态文明，关系人民福祉，关乎民族未来。习近平总书记提出了"绿水青山就是金山银山"的理念，这个理念形象生动、深入人心，受到人民群众的衷心拥护。更进一步看，习总书记2016年8月19日在全国卫生与健康大会上强调指出，绿水青山不仅是金山银山，也是人民群众健康的重要保障。对生态环境污染问题，各级党委和政府必须高度重视，要正视问题、着力解决问题，而不要去掩盖问题。

建设生态文明是关系人民福祉、关系民族未来的大计。中国要实现工业化、城镇化、信息化、农业现代化，必须要走出一条新的发展道路。中国明确把生态环境保护摆在更加突出的位置。习近平总书记指出，需要坚决摒弃损害甚至破坏生态环境的发展模式，坚决摒弃以牺牲生态环境换取一时一地经济增长的做法，让良好生态环境成为人民生活的增长点、成为经济社会持续健康发展的支撑点、成为展现我国良好形象的发力点，让中华大地天更蓝、山更绿、水更清、环境更优美。

党的十八大把生态文明建设纳入中国特色社会主义事业"五位一体"总体布局，明确提出大力推进生态文明建设，努力建设美丽中国，实现中华民族永续发展。这标志着我们党对中国特色社会主义规律认识的进一步深化，表明了我们加强生态文明建设的坚定意志和坚强决心。这也是我们建设发展中国式大健康的重要基础和根本保证。

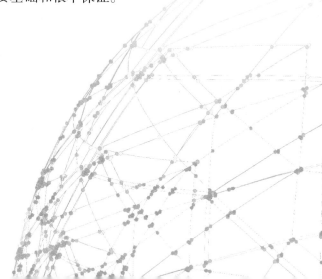

不同的哲学视角下社会异化对个体和社会的潜在影响

一 是马克思主义视角：马克思在他的著作中提出了著名的"劳动异化"概念，他认为在资本主义社会中，工人被迫出卖劳动力，从而与自己的劳动成果、生产过程、自己乃至其他人类产生疏离。这种异化不仅仅是经济层面的，也是社会关系和人的本质的扭曲。

二 是存在主义视角：存在主义者如萨特和海德格尔认为，个体的本质是通过其存在和选择来定义的。在这种观点下，社会异化可以被理解为个体在面对社会规范和期望时所感受到的内在冲突和失落。个体可能会感到自己的真实自我与他们为了满足社会角色而必须展现的自我之间存在差距。

三 是社会学视角：从社会学的角度来看，社会异化可能与社会分层、不平等和社会排斥有关。个体可能在社会中找不到归属感，或者感觉自己被边缘化，无法参与到主导的社会活动中去。

四 是现象学视角：社会异化在现象学中可以被理解为个体对于自己在社会中所扮演角色的经验感受，以及这些角色如何影响他们的自我认知和行为。

五 是心理学视角：心理学家可能会将社会异化视为一种心理状态，其中个体会感到与社会环境脱节，无法认同社会的价值观和行为范式，从而导致孤立感和焦虑。

2. 现代社会异化导致的健康问题

社会异化是一个哲学和社会学概念，它指的是个体在社会中感到疏离或与周围环境脱节的心理状态。这种疏离感也可能源自个体与社会价值观念、文化规范、经济制度或政治体制之间的不协调。这一概念起源于 19 世纪的欧洲，当时工业革命导致了巨大的社会变革，人们从传统的农业生活方式转变为工业劳动方式，这种转变带来了个体与社会、工作以及他人之间的疏远感。

从哲学的角度来看，社会异化可以理解为个体在现代社会中的非人化体验。这种体验源于个体与社会结构之间的断裂，特别是在劳动过程中。工人可能会感到他们的劳动成果被剥夺，他们的工作变得毫无意义，因为他们无法控制自己的劳动过程或劳动产品。这种无力感和疏离感是社会异化的核心特征。

随着资本主义的发展，社会异化现象愈发明显。现代社会的精细化分工和对高强度劳动的需求，虽然在一定程度上提高了生产效率，但却与人的全面发展目标产生了冲突。人们在追求职业成就和经济收益的同时，往往忽视了身心健康的重要性，这不仅影响了个人的生活质量，也给社会带来了一系列的健康问题。岗位被无限细分，流程在持续优化，劳动越发单一，职业病呈现出"低龄化"现象，特别是信息技术领域的从业人员，腰颈肩肘腕指出现疼痛麻木等症状颇为常见。同时，科学技术的快速发展和消费文化的兴起加剧了个体的孤立感。人们在高度竞争的工作环境中追求物质成功，却往往忽视了人际关系和精神满足，从而导致了人与人之间的隔阂和社会联系的弱化。这种现象不仅存在于工人群体中，也普遍存在于知识分子之中。

社会异化的影响是多方面的。它不仅影响了个体的心理健康，导致焦虑、抑郁和其他心理问题，还可能导致社会问题，如犯罪率上升、家庭关系紧张和社会不稳定。此外，社会异化还可能导致政治上的极端主义，因为感到疏离的个体可能会寻求极端的解决方案来表达他们的不满和失落感。

社会异化的负面影响通常表现在以下方面。

一是在心理健康方面：异化感可能导致个体感到孤独、焦虑和抑郁。长期的孤立感和社会脱节可能导致个人的自我价值感降低，进而影响其心理健康状态。

二是在社交能力方面：由于缺乏与他人的有效互动，个体的社交技能可能逐渐退化，这进一步加剧了他们的社会隔离感，形成了一个恶性循环。

三是在生理健康方面：长期的心理压力和不良情绪可能导致生理健康问题，如睡眠障碍、运动缺乏、免疫系统功能下降等。

四是在工作和学习效率方面：异化感可能影响个体的工作动力和学习积极性，导致工作和学习效率下降。

为了应对社会异化，哲学家和社会学家提出了各种理论和策略。例如，马克思主义者认为通过改变生产关系和经济结构可以减少社会异化。而存在主义者则强调

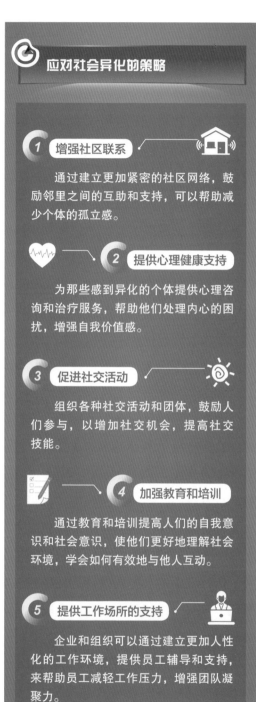

应对社会异化的策略

1 增强社区联系

通过建立更加紧密的社区网络，鼓励邻里之间的互助和支持，可以帮助减少个体的孤立感。

2 提供心理健康支持

为那些感到异化的个体提供心理咨询和治疗服务，帮助他们处理内心的困扰，增强自我价值感。

3 促进社交活动

组织各种社交活动和团体，鼓励人们参与，以增加社交机会，提高社交技能。

4 加强教育和培训

通过教育和培训提高人们的自我意识和社会意识，使他们更好地理解社会环境，学会如何有效地与他人互动。

5 提供工作场所的支持

企业和组织可以通过建立更加人性化的工作环境，提供员工辅导和支持，来帮助员工减轻工作压力，增强团队凝聚力。

个体的自由和选择，认为通过自我实现和承担责任可以克服异化感。还有一些理论家提倡建立更紧密的社区联系和促进社会参与，以增强个体的社会归属感和社会凝聚力。

3. 高龄老化衍生的健康挑战

随着生命科学技术的飞速进步和医疗条件的显著改善，人类的平均寿命已经得到了显著的延长。这一积极的趋势不仅反映了科技进步的成果，也带来了一系列新的健康挑战。这些挑战涉及多个层面，包括老年人群体的健康管理、慢性病的预防与治疗以及公共卫生系统的适应性调整。

首先，随着人口老龄化的加剧，老年相关疾病的发病率也随之上升。

在生理健康威胁方面：一是慢性疾病。如心血管疾病、糖尿病、关节炎等，这些疾病可能导致疼痛、功能障碍和生活质量下降。二是认知退化。包括阿尔茨海默病和其他类型的痴呆症，这些疾病会影响记忆、思维和决策能力。三是功能性衰退。随着年龄的增长，肌肉力量减弱，骨密度降低，平衡能力下降，增加了跌倒和骨折的风险。

在心理健康威胁方面：一是孤独感和抑郁。随着亲友的去世或子女的独立，老年人可能会感到孤独和被遗弃，这可能导致抑郁症状的出现。二是焦虑和恐惧。对健康的担忧、经济的不确定性以及对未来的不安全感都可能导致老年人出现焦虑。

在社会层面的挑战：一是社会孤立。由于退休、交通不便或健康状况等限制，老年人可能难以参与社会活动，导致社会孤立。二是经济压力。退休金减少、医疗费用增加等因素可能导致经济困难。三是照护需求。随着健康状况的恶化，老年人可能需要更多的照护和支持。

其次，慢性病的预防和治疗成为了一个重大的挑战。随着生活方式的改变，如不健康的饮食习惯、缺乏运动等因素，慢性病的发病率持续上升。这要求公共卫生政策制定者在推广健康生活方式的同时，也需要加强对慢性病管理的投入，包括早期筛查、有效干预和长期治疗。

再者，公共卫生系统面临着巨大的压力，需要适应人口老龄化和慢

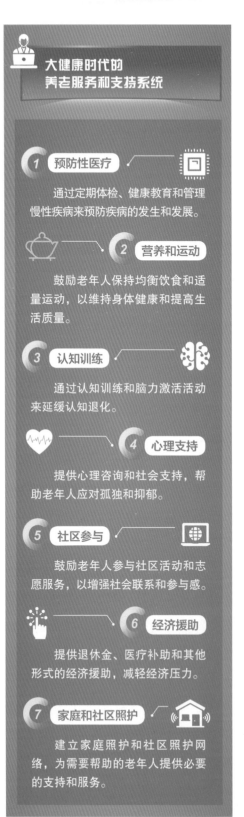

大健康时代的养老服务和支持系统

1 **预防性医疗**
通过定期体检、健康教育和管理慢性疾病来预防疾病的发生和发展。

2 **营养和运动**
鼓励老年人保持均衡饮食和适量运动，以维持身体健康和提高生活质量。

3 **认知训练**
通过认知训练和脑力激活活动来延缓认知退化。

4 **心理支持**
提供心理咨询和社会支持，帮助老年人应对孤独和抑郁。

5 **社区参与**
鼓励老年人参与社区活动和志愿服务，以增强社会联系和参与感。

6 **经济援助**
提供退休金、医疗补助和其他形式的经济援助，减轻经济压力。

7 **家庭和社区照护**
建立家庭照护和社区照护网络，为需要帮助的老年人提供必要的支持和服务。

性病增多的现状。这意味着医疗资源的分配、医疗保健的可及性以及医疗服务的质量都需要得到进一步的优化和提升。此外，医疗保健系统还需要更多地运用信息技术，比如电子健康记录和远程医疗服务，以提高效率和降低成本。

为应对这些健康挑战，整个社会需要更多的大健康资源和医疗资源，包括专业的医护人员、先进的医疗设备和有效的治疗方案。同时，这也要求社会提供更多的养老服务和支持系统，以满足老年人在生活照顾和精神慰藉方面的需求。

最后，还想谈论一点有争议的话题。我们都知道，随着生命科学的发展以及医疗手段的丰富，人类寿命将得到大大延长，维持生命体征的手段也将越来越多。但是生命伦理领域的问题随之而来。比如，有人提出，个体追求健康长寿是顺人性的，但是群体实现长寿，有的甚至追求永生则是反人类的。无论是自然资源的承载有限，还是生老病死的规律使然，单个个体都不应该一直"活"下去。中国人追求的"无疾而终"也算是一种完美的境界了。如果"大健康"战略得以实现，个人在有限的生命长度内，不受疾病的痛苦折磨，不给家庭社会带来过载的压力负担，健康快乐终老，也非常值得探讨。再比如，"植物人"的延续治疗现象、"安乐死"的政策法规与文化张力，以及延续寿命实现"永生"乃至设计创造"新生命"等更为尖锐的问题，可能都需要直接面对。

随着时间的推移，人类社会无法回避的问题有待整个社会逐渐讨论，形成共识。比如，与人类高龄老化相对应的一个非常严峻的现实是，发达国家出生率急剧下降，甚至在像中国这样的发展中国家，部分省市的人口出生率也出现断崖式下降。有统计表明，中国社会青少年群体中，高中生、初中生的抑郁症患病比例已经高到令人震惊的地步。

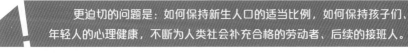
更迫切的问题是：如何保持新生人口的适当比例，如何保持孩子们、年轻人的心理健康，不断为人类社会补充合格的劳动者、后续的接班人。

4. 资本驱动的医药诊疗体系持续恶化

（1）资本驱动的医疗体系是如何恶化的

资本驱动的医疗体系的恶化是一个复杂的问题，涉及多个因素。首先，这种体系往往以盈利为首要目标，而非患者的健康福祉。这导致了一系列的问题。例如，医疗机构可能过度治疗患者，以获取更多的收入，而不是根据患者的实际需要提供适当的医疗服务。此外，药品和医疗设备的价格也可能被人为抬高，以便从中获得更高的利润。这些做法不仅增加了患者的经济负担，也可能导致不必要的医疗风险和副作用。世界范围内，健康事业与医疗产业严重失衡俨然成为普遍现象，比如，美国《失信医疗》与德国《无效的医疗》两本专著的推出，引发全球范围的反思与诘问。当然，近年来国内的医疗反腐风暴，也在不断冲击着人们本就脆弱的神经。

另一个问题是资源分配的不均衡。在资本驱动的医疗体系中，资源往往集中在有利可图的地区和人群，而忽视了农村地区和贫困人口的医疗需求。这导致了城乡之间、贫富之间的健康差距进一步扩大。

最后，医疗体系的商业性质也可能导致医生和患者之间的关系变得紧张。医生可能面临来自医疗机构的压力，要求他们完成一定的业绩指标，这可能导致医生过度开药、过度检查等行为，损害了患者的利益。

（2）对人类社会健康问题的影响

首先，它加剧了社会的不公平现象。由于医疗资源的不均衡分配，贫困地区和贫困人口往往无法获得必要的医疗服务，导致他们的健康状况持续恶化。这不仅影响了他们的生活质量，也对社会的整体健康水平产生了负面影响。

其次，过度治疗和不必要的医疗干预可能导致患者的健康风险增加。过度使用药物可能导致抗药性的产生，使一些疾病变得更难治疗。不必要的手术和检查不仅增加了患者的经济负担，也可能带来身体上的伤害。

此外，医生和患者之间的关系紧张可能导致患者对医疗体系失去信心。这可能导致患者不愿意寻求医疗帮助，或者不愿意遵循医生的建议，从而影响疾病的预防和治疗效果。

（3）腐败问题影响了健康战略的实现

在当前的社会环境中，医疗界不时出现腐败，这不仅影响了医疗行业的口碑与形象，也会对广大民众的健康权益产生影响。

腐败行为在医疗领域的表现多种多样，如医疗人员收受回扣、药品价格虚高、医疗设备采购中的不正当交易等。这些行为不仅增加了患者的经济负担，也严重影响了医疗服务的质量和效率。在这种情况下，即使是一些基本的医疗需求，也可能因为腐败导致的资源错配而难以得到满足。

普通民众在遭遇健康问题时，本应享有公平、高效的医疗服务，尽最大的努力避免。患者可能因为医疗机构的不当行为而延误治疗，或者因为高昂的医疗费用而无法承担必要的治疗。这些问题的存在，无疑加剧了老百姓的健康问题，使他们在疾病面前更加无助。

因此，要想解决民众的健康问题，就必须从根本上治理医疗腐败等问题，恢复医疗资源的公正分配，确保医疗服务的公平性和可及性。只有建立起一个公正、透明、高效的医疗体系，才能有效地保障民众的健康权益，让每个人都能享受到应有的医疗服务，从而真正解决民众的健康问题。

面对当前严峻的健康挑战，我们必须采取更加全面和深入的措施。这不仅意味着要改变我们社会组织的生产和运作方式，还包括引导人民群众调整他们的生活方式，以及重新定义企业和机构在健康领域所承担的责任。这就是我们在《全球大健康倡议书》中所提出的理念——社会组织的生产方式、人民群众的生活模式以及企业机构的责任范式，都要进行相应的调整。

首先，我们需要审视并调整社会组织的生产方式。这包括推动工业和农业生产过程中的绿色转型，减少环境污染，确保食品和产品的安全，从而为人民提供一个健康的生活环境。同时，我们还需要加强公共卫生体系的建设，提高疾病预防和控制能力，确保在面对健康危机时能够迅速有效地应对。

其次，引导人民群众改变生活方式是至关重要的。这涉及普及健康知识，鼓励人们采取健康的饮食习惯、适量的体育锻炼、良好的作息时间，以及避免不良的生活习惯，如吸烟和过度饮酒。通过教育和宣传，提高人们的健康意识，使他们能够主动采取措施保护自己和家人的健康。

再者，企业机构在健康领域扮演着重要的角色。它们不仅需要承担起保障员工健康的责任，还应当积极参与到公共健康的推广和改善中来。企业应当通过研发更安全、更健康的产品，提供健康服务，以及参与社会公益活动，来展现其在健康领域的责任感和使命感。

在这个过程中，我们必须始终将人民的生命健康放在首位。这意味着我们要重视疾病的预防工作，而不仅仅是治疗。我们需要对过去以医疗为核心的健康卫生路径进行深刻的反思，探索更加有效的健康保障机制。这可能包括加强基层医疗卫生服务，推广健康教育，以及发展智能健康监测技术等。

◆ 二 有中国特色的思想观

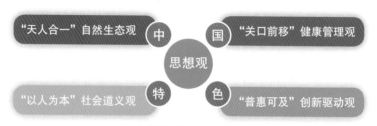

中国特色的思想观

1. 坚持"天人合一"的自然生态观

中国传统哲学中的"天人合一"思想是中国文化史上长期占主导地位的思想，它主张人与自然和宇宙之间存在着和谐统一的关系。这一思想认为，人应当顺应自然规律，与自然界保持和谐共生的状态，从而达到一种理想的精神境界。

具体来说，"天人合一"主要包含以下几个方面的内容。

一是哲学内涵："天人合一"强调宇宙是一个整体，人是宇宙的一部分，人的行为和思想应当与自然法则相协调。这种思想体现了中国古代哲学家对宇宙和人生本质的深刻理解。二是文化贡献：这一思想不仅是中国文化的核心之一，也是中国古代贤哲留给全人类的思想财富。它代表了中国文化对人类的重要贡献，影响了中国乃至东亚地区的文化发展和价值观念。三是诸家阐述："天人合一"在儒家、道家、佛家等中国传统哲学中都有所体现。儒家注重人的道德修养与天道的和谐，道家强调顺应自然无为而治，佛家则讲究内心与外界的和谐统一。四是历史演变：这一思想的发展经历了先秦、西汉初年和宋明时期三个阶段。在不同的历史时期，它被不同的哲学家以不同的方式阐述和发展。

在古代中国，人们追求"天人合一"的境界，通过内圣外王之道来指导自身的修养和社会行为。内圣指的是内心的修养，外王则是指在社会活动中展现如同君王般的品德和智慧。在现代，"天人合一"的思想对于现代社会依然具有重要的启示意义，特别是在倡导环境保护和可持续发展的今天，这一古老思想为我们提供了与自然和谐相处、健康和谐共生的智慧。

当今，马克思主义基本原理同中国具体实际相结合、同中华优秀传统文化相结合，把生态文明建设放在突出地位，融入中国经济社会发展各方面和全过程，不断深化对我国生态文明建设的规律性认识和实践性探索，走出了一条促进人与自然和谐共生的生态文明建设之路。这条新道路不是无源之水、无本之木，而是有着极为丰富而深厚的理论渊源。

源于中华优秀传统文化中蕴含的生态文明思想。中华民族向来尊重自然、热爱自然，绵延五千多年的中华文明孕育着丰富的生态文化，展示了人与自然和谐共生的生态智慧，构成中国生态文明建设的文化渊源。"天人合一"强调人与自然是一个整体，二者在遵循自然规律的前提下有序共生；"人法地，地法天，天法道，道法自然"，强调天、地、人是统一体，将自然生态同人类文明联系起来，遵循万事万物的自然规律；"草木荣华滋硕之时，则斧斤不入山林，不夭其生，不绝其长也"，深刻体现了尊重自然规律是实现可持续发展的基本保证；"天何言哉？四时行焉，百物生焉，天何言哉"，体现了人与自然是有机整体，人类社会的整体运行与生态系统的循环发展相互依赖、相互促进。

中国式现代化正是继承了中华优秀传统文化所蕴含的天人合一、道法自然的生态文明思想，从而开辟了促进人与自然和谐共生的生态文明建设新道路。马克思主义自然观蕴含着丰富的生态文明思想。马克思指出，"自然界，就它自身不是人的身体而言，是人的无机的身体"，表明了自然界是人无机的身体，而人又是自然界有机的身体，即人不能离开自然界而存在，人需要从自然界获得生存条件，说明了人与自然和谐统一是人类生存和发展的根本前提。

同时，恩格斯在《自然辩证法》中深刻地指出："不要过分陶醉于我们人类对自然界的胜利。对于每一次这样的胜利，自然界都对我们进行了报复。"揭示了人类在尊重自然规律的前提下，要充分发挥主观能动性，使人与自然和谐相处。

中国式现代化正是汲取了马克思主义自然观的思想精华和精髓要义，从而指引我们更好地建设人与自然和谐共生的生态文明。源于中国化马克思主义理论"人与自然和谐共生"的思想。以党的历代领导人为代表的中国共产党人，以马克思主义自然观为理论基础，审时度势，结合当代现实问题，创造性提出了一系列关于促进"人与自然和谐共生"的思想观点，丰富和发展了马克思主义理论。特别是党的十八大以来，以习近平同志为核心的党中央立足党和国家发展新的历史方位，把生态文明建设纳入中国特色社会主义事业总体布局，坚持"绿水青山就是金山银山"，倡导绿色发展方式和生活方式等。中国的生态文明建设，正是在不断继承和发展中国化马克思主义理论"人与自然和谐共生"思想的基础上形成的，是其在现代化理论认识和实践探索上的集中表达。

在当今时代，随着全球气候变化问题的日益严峻，如何在坚持传统的"天人合一"自然生态观念的同时，积极响应国际社会对于气候变化危害性的共识，成为了一个亟待解决的问题。这一挑战要求我们不仅要关注空气、水和土壤的持续治理，还要探索可持续的替代材料，以期构建一个能够不断提升人类健康水平的生态环境。

首先，推动空气、水和土壤的持续治理需要我们从源头上减少污染。这意味着我们必须采取一系列措施：加强工业排放标准的执行力度，推广清洁能源的使用，以及实施更为严格的环境监管政策。同时，公众教育和意识提升也是关键。通过普及环境保护知识，鼓励大众参与到环境保护的实际行动中来，共同为改善空气质量、保持水资源清洁和土壤健康作出努力。

其次，大力推广使用生物质材料替代塑料，是实现可持续发展的另一重要途径。生物质材料，如木材、竹子和纸张等，因其可再生性和较低的环境影响，正逐渐成为塑料的替代品。政府可以通过制定激励政策，比如提供税收优惠、补贴或者设立专项基金，来鼓励企业和消费者选择生物质材料。同时，加大研发投入，开发新型环保材料，提高生物质材料的性能和适用性，也是推动这一转变的关键。

此外，建设能够不断提升人类健康水平的生态环境，还需要我们在城市规划和建筑设计中融入绿色理念。这包括发展城市绿化，创建公园和绿地，以及在建筑设计中采用生态友好的材料和技术。通过这些措施，我们可以创造一个更加和谐的居住环境，使居民在日常生活中享受到自然的恩惠，从而促进身心健康。

2. 坚持"以人为本"的社会道义观

在推动社会不断向前发展的过程中，我们必须始终坚守"以人为本"的社会道义观。"民本"思想在中国历史上源远流长，封建社会的统治阶层深刻认识到"水"与"舟"的关系，国家的昌盛、社会的稳定，都离不开人民群众的衷心支持。这一观念强调的是将人的利益和需求放在首位，确保社会的每一次进步都能惠及每一个人。

在健康卫生领域，这一理念的贯彻实施尤为关键。它强调在各项社会发展活动中，应当将人民的利益放在首位，尊重人民的主体地位，保障和改善民生，促进人的全面发展。它要求我们在制定政策、推进改革、提供卫生服务等各个环节，都必须紧紧围绕着满足人民群众的健康需求，提高人民的健康水平来展开。

首先，要做到人民本位，意味着我们的政策制定和服务提供必须紧紧围绕着满足人民群众的实际需求展开。这要求我们在制定健康政策时，应当基于广泛的民意调查和社会研究，确保政策的科学性和针对性，以满足不同群体、不同区域的健康需求。要深入了解不同群体的健康状况和需求，特别是那些生活在偏远地区的人、老年人以及其他弱势群体的需求。

在医疗资源、卫生设施、人才培养等方面，应当根据人民的实际需求进行合理分配，特别是在贫困地区和边远地区，要加强基础设施建设，缩小区域健康差异。

其次，普惠发展的实现，需要我们打破传统的服务模式，创新健康服务的方式和手段。这可能包括利用现代信息技术，如移动健康监控、远程医疗服务等，来扩大服务的覆盖范围，提高服务的可达性和便利性。我们应该建立起一个包容性强、反应灵敏的健康管理和服务系统，确保无论个人所处的地理位置如何，无论年龄大小，都能获得必要的健康保障。要提供高质量的医疗服务，不断提升医务人员的专业水平和服务态度，确保每一位患者都能得到及时、有效、安全、便捷的医疗服务。

同时，我们还应该注重服务的质量和效率，确保提供的每项服务都是经济有效的，既能减轻人民的经济负担，又能确保服务质量，真正做到物有所值。

此外，延长人民健康寿命的目标，要求我们不仅要关注疾病的治疗，更要重视疾病的预防。这意味着我们需要加强健康教育和普及工作，通过教育和宣传引导人们形成健康的生活方式和行为习惯，提高人民群众的健康意识和自我保健能力。通过推广健康生活方式、合理膳食、适量运动等，帮助人们建立起良好的生活习惯，从而减少疾病发生的概率，提高整体的健康水平。需要强化疾病预防措施，建立健全公共卫生体系，提高应对突发公共卫生事件的能力。省级以下的疾控机构，应该将工作重心转移至慢病防治，通过健康管理、健康指导和必要干预，及早发现、科学管控、减少疾病的发生和传播，大幅减轻社会医保压力。同时，还要完善医疗保险制度，加大商业保险覆盖范围，优化诊疗手段，减轻人民的医疗负担，确保每个人都能在生病时得到必要的经济支持和医疗服务。

3. 坚持"关口前移"的健康管理观

健康卫生领域是一个关系到国民生命安全和社会稳定的重要领域，它的特殊性在于其服务对象是人的健康，这一点使得它与其他领域有着本质的区别。健康卫生领域不仅包括疾病的预防、诊断、治疗和康复，还涉及公共卫生、环境卫生、营养健康、心理健康等多个子领域。这些子领域之间相互关联，共同构成了一个复杂而庞大的系统。在发展战略上，健康卫生领域的特殊性体现在，如前所述"以人为本"，发展和规划必须以人的健康需求为中心，确保每个人都能获得基本的医疗保健服务。同时，科技驱动的特征也很明显。随着医学科技的进步，健康卫生领域的发展战略需要不断吸收和应用新技术、新药物、新治疗方法，以提高疾病治疗的精准度和有效性。

与其他所有的特征相比，在健康卫生领域，预防工作具有极其重要的地位。任何国家的健康发展战略都应当强调疾病预防和健康促进，减少疾病发生率，降低医疗成本。人们经常拿汽车保养与人的健康管理做比较，虽说是两个类别，其实很恰当。人也可以被视为自然（当然有神论者称之为"上帝造人"）孕育造化的物体，就像汽车一样，需要定期检修、保养，否则小毛病容易积累成大问题，小隐患酿成大事故。我们在撰写《全球大健康倡议书》时，专门提到："需要坚持以预防疾病为重心、反思过去'以医疗为核心'的健康卫生路径，还需要共同反思现代医疗手段的领域局限、共同树立全生命周期的健康理念。"

人类社会的科技发展进度很快，我们对于生命的认知、对于改造生命，乃至创造生命的手段看似也在不断接近，一些基因缺陷类疾病，都可以通过特制的药物进行治疗甚至治愈。当然，其价格也是非常昂贵的。但从总体而言，医疗的手段还是有很大的领域局限，很多疾病的发生机制仍是未解之谜，药物研发也多有歧路。一个统计表明，全球的阿尔茨海默病药物研发已经烧掉了近6 000亿美元，屈指可数的审批过关者，效果并不令人乐观。再比如，我们经常从新闻中看到的，一些知名人士因为心肌梗死或脑梗死突然离世、因为某种癌症最终不治，这一再警醒人们，医疗手段尽管是最后的手段，但未必是有效的手段。特别是对于那些医疗手段无法解决的、高代价付出解决的、带来较大副作用解决的疾病，立足于早发现、早预防、早干预的管理就非常重要，这在国内医保压力巨大的当下，尤为重要。如果健康管理的理念得以落实，健康战略得以实现，健康管理体系先立起来了，那么以医疗为偏重的发展路径之"局"自然得以破解。

其实，我们中国人对健康管理并不陌生。"治未病"是中国传统医学中的一种重要的预防性健康理念，它在中国哲学思想中占有重要位置。这一理念的核心在于强调预防疾病的重要性，而不是仅仅在疾病发生后才进行治疗。

"治未病"的含义可以理解为通过调整生活方式、饮食习惯和心理状态等，提前预防疾病的发生，从而保持身体的健康和平衡。它强调的是一种积极主动的健康观念，即通过主动采取措施来预防疾病，而不是被动地等待疾病的出现后再进行治疗。

这一理念体现了中国哲学的智慧，特别是在道家和儒家的思想中得到了深入的发展。道家强调顺应自然、保持身心的和谐，而"治未病"正是通过调整生活方式和环境来达到身心和谐的目标。儒家则注重修身养性，强调个人的自我修养和自我管理，这与"治未病"的理念相契合。

在现代健康保健中，"治未病"的理念具有重要的应用和实践价值。随着人们生活水平的提高和健康意识的增强，越来越多的人开始关注预防疾病的重要性。"治未病"的理念提醒人们要注重健康的生活方式，包括合理的饮食、适度的运动、良好的心理状态等，以预防疾病的发生。

在实践中，"治未病"的理念可以通过多种方式得以体现。例如，中医养生学中的调理方法，如针灸、按摩、草药等，可以帮助人们调整身体的阴阳平衡，增强体质，预防疾病的发生。此外，中医还注重情志调摄，即通过调整情绪和心态来维护身心健康。

在当前的医疗体系中，传统的观念往往侧重于治疗已发生的疾病，即"治已病"的模式。然而，随着医学研究的深入和健康意识的提高，人们开始认识到预防疾病的重要性，从而提出了向"治未病"转变的理念。这一转变意味着医疗政策需要做出相应的调整，以适应这种新的健康维护模式。

首先，为了实现从"治已病"向"治未病"的转变，我们需要了解如何调整现有的医疗政策。这包括重新评估医疗资源的分配，确保更多的资金被投入到疾病预防措施中。例如，政府可以增加对公共健康教育的投资，提高人们对健康生活方式的认识，从而减少慢性疾病的发生率。此外，医疗政策制定者应该考虑为预防性医疗服务提供更多的资金支持，如疫苗接种、定期体检、健康咨询等，这些都是预防疾病的重要手段。

其次，这种转变对于减轻医疗保险的负担具有重要意义。通过加大对疾病预防的投资，可以有效降低疾病的发生率，从而减少医疗保险的赔付压力。当人们的健康状况得到改善，需要治疗的病人数量自然会减少，这将直接减轻医疗保险的经济负担。同时，预防性医疗措施通常成本较低，与治疗严重疾病的费用相比，可以节省大量的医疗资源。

此外，推动"治未病"的理念还可以鼓励个人对自己的健康负责，通过健康的生活方式和积极的健康管理来减少对医疗服务的需求。这不仅有助于提高个人的健康水平，也有助于构建一个更加可持续和高效的医疗保障体系。比如，要增强公众健康意识：通过教育和宣传活动，提高公众对健康风险因素的认识，强调健康生活方式的重要性，如合理膳食、适量运动、戒烟限酒等。比如加强健康教育：在学校、社区、工作场所等多个层面开展健康教育活动，使人们从小就树立正确的健康观念。比如开展健康体检、强化疾病预防措施、制定健康政策，限制不健康产品的广告和销售，如高糖、高脂肪食品。比如强化初级卫生保健：加强基层医疗卫生服务能力，使其成为推动大健康理念的第一道防线。当然也包括推动科技创新：利用大数据、人工智能等现代科技手段，提高健康服务的个性化和精准度。

4. 坚持"普惠可及"的创新驱动观

在当今这个快速发展的时代，创新已经成为推动社会进步的关键动力。尤其是在数字社会的发展趋势和人工智能技术的广泛应用背景下，我们面临着如何坚持并推广普惠可及的创新驱动观念的挑战。这一观念的核心在于确保创新的成果能够惠及每一个人，无论他们的地理位置、经济状况或社会背景如何。

为了实现这一目标，我们需要采取一系列措施来激励全球的科学家和研究人员。首先，可以通过建立国际合作平台，鼓励跨国界的科研合作，共享数据和研究成果。这样可以促进知识和技术的交流，加速创新过程。其次，我们还需要为科学家们提供充足的研究资金和资源，以便他们能够专注于开发具有创新性的健康科技产品。这些健康科技产品的创新点可能包括利用人工智能进行疾病的早期诊断、个性化医疗方案的制定、远程医疗服务的提供，以及通过大数据分析来预测和预防疾病的爆发。此外，创新也可能体现在医疗设备的便携性和可穿戴技术上，使得患者可以在家中就接受持续的健康监测和治疗。

可以预见，这些创新产品将对我们的健康和社会产生深远的影响。例如，通过提高疾病的诊断准确率和治疗效果，可以显著降低医疗成本，提高患者的生活质量。远程医疗服务的普及将使得偏远地区的居民也能够享受到优质的医疗资源，缩小城乡之间的健康差距。个性化医疗方案的实施将使得治疗更加精准，减少药物副作用和不必要的医疗干预。

在鼓励发展路径方面，我们认为构建一个创新性的疾病风险评估和筛查技术体系变得尤为重要。这个技术体系不仅要考虑到经济性和便利性，以确保其普及性和实用性，还要充分利用网络化和数智化的优势，以提高疾病风险评估的准确性和效率。

首先，经济性是指技术体系的建设和运营成本应该在可接受的范围内，这样才能确保其在广泛的社会经济环境中得到应用。便利性则要求技术体系能够方便用户使用，无论是在家庭、社区还是医疗机构中，都能够轻松地进行疾病风险的评估和筛查。比如，阿尔茨海默病患者的检测，传统上依靠量表和骨髓穿刺，不仅准确性不高，关键是成本很高、患者还要忍受痛苦。现在，通过血液生物标识物的检测有望准确判断，这将带来变革性影响。再比如，有的科学家团队已经研发出无创、快速评估脑卒中发病风险的小型化仪器，有望带来此类专病大健康管理的变革性影响。

网络化意味着技术体系应该能够利用互联网、移动通信等现代通信手段，实现数据的远程传输和处理。这不仅可以扩大服务范围，还能够实时更新疾病风险评估的数据和模型，确保评估结果的时效性和准确性。

数智化则强调利用大数据、人工智能等先进技术对疾病风险进行智能分析和预测。通过收集和分析大量的健康数据，可以发现潜在的健康风险因素，为个体提供个性化的健康建议和干预措施。人工智能大模型技术正在和健康医疗领域结合起来，对于知识、经验积累最为集中的医生而言，借助人工智能的优势，确实能够产生质的飞跃。

可以畅想一下，如果能够构建一个"疾病风险评估－疾病风险干预"的大健康闭环管理模式，必将是未来实现更高效、全面健康管理的关键。

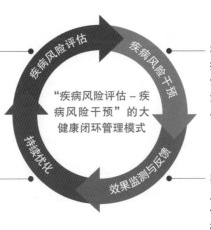

通过技术体系收集个体的健康数据，包括生活习惯、遗传信息、生物标志物等，运用先进的数据分析技术对个体的疾病风险进行评估。

根据评估结果，为个体提供定制化的健康管理计划和干预措施，如生活方式调整、营养指导、药物治疗等。

通过对大量个案的分析，不断优化疾病风险评估模型和干预策略，提高整个技术体系的效果和效率。

实施干预措施后，定期监测个体的健康状况变化，评估干预效果，并根据反馈结果调整管理计划。

通过这样一个闭环管理模式，可以实现对个体健康的全方位管理，从疾病预防到治疗再到康复，形成一个连续的健康管理体系，最终达到提高公共健康水平、降低医疗成本和提升生活质量的目的。

 着眼人类健康共同体建设

1. 坚持"古为今用"

我们在不断追求现代医疗技术和方法的同时，古代的传统文化中蕴含的关于预防疾病的理论、经验和智慧也不容忽视。这些古老的知识经过数千年的积累和实践，为我们提供了宝贵的参考。为了系统地研究古代文化中的健康观念和疾病预防措施，并实现"古为今用"的原则，我们可以采取以下步骤和方法。

（1）**文献研究**：首先，我们需要深入研究古代的医学文献和其他相关的历史资料。这包括古代医书、草药经典、民间传说和历史记录等。通过这些文献，我们可以了解到古代人们对于健康和疾病的理解，以及他们所采用的预防和治疗方法。

（2）**跨学科合作**：为了更好地理解和解释古代的健康观念，我们需要邀请历史学家、文化学者、医学专家和生物学家等跨学科的专家共同参与研究。这样可以确保我们从多个角度和层面对古代的健康观念进行深入的探讨。

（3）**实地考察**：除了文献研究，我们还可以进行实地考察，访问那些仍然保留传统医疗方法和健康观念的地区。与当地的医生、草药师和长者交流，了解他们的实践经验和传统知识。

（4）**实验验证**：对于那些被认为是有效的古代预防和治疗疾病的方法，我们可以在现代实验室环境中进行实验验证。这可以帮助我们确定哪些方法是科学的，哪些可能是基于迷信或错误的理论。

（5）**整合与创新**：在验证了古代方法的有效性后，我们可以将这些方法与现代医疗技术相结合，创造出新的预防和治疗手段。这不仅可以丰富我们的大健康和医疗知识，还可以为患者提供更多的选择。

（6）**教育和推广**：最后，我们需要通过教育和宣传活动，将这些古代的健康观念和预防措施普及给大众。这样，更多的人可以从中受益，同时也可以为传统文化的传承和发展做出贡献。

2. 坚持吸收借鉴

为了进一步深化对大健康领域的认识和理解，我们需要采取开放的心态，积极学习和吸收世界各国人民在长期的健康实践中积累的宝贵经验和成熟做法。这不仅有助于拓宽我们的视野，还能够促进我们在大健康领域的发展。

需要深刻认识到，要实现这样一个宏伟的战略目标，即构建一个"人类生命健康共同体"，我们需要汇聚全球的智慧和资源。这不仅仅是一个地域性的问题，而是一个对全人类的挑战，需要我们跨越国界、文化和学科的界限，共同协作。为了有效地汇集全球智慧，我们需要建立一个开放而包容的平台，鼓励来自不同领域、不同背景的专家学者、行业领袖以及公众参与到战略规划的过程中来。通过国际会议、研讨会、论坛等形式，我们可以促进知识交流，分享最佳实践，从而凝聚广泛的共识。

首先，我们应该关注那些在大健康领域取得显著成就的国家或地区。例如，北欧国家瑞典和芬兰，他们在公共卫生政策、健康促进和疾病预防方面有着先进的理念和实践。亚洲的一些国家和地区，如日本和新加坡，他们在长寿社会建设、健康教育以及医疗服务体系方面的经验也值得我们学习。此外，一些发展中国家如何在有限的资源条件下提高民众健康水平的做法，同样具有参考价值。

其次，在了解这些国家或地区的实践时，我们需要关注他们所采用的理论框架和实践工具。这包括但不限于健康政策的制定与实施、健康教育与促进策略、疾病预防与控制措施、医疗服务的提供与管理，以及健康科技的应用等方面。通过分析这些理论和工具，我们可以了解它们是如何适应当地社会经济条件和文化背景，以及如何有效地解决健康问题的。

接下来，我们需要思考如何将这些国际经验整合到我们自己的理论框架和实践中。这要求我们不仅要批判性地吸收外来经验，还要结合我国的实际情况，包括社会经济发展阶段、文化传统、健康需求等因素。

3. 坚持"药食同源"

积极构建一个旨在确保产品既符合药品标准又适合日常食用的"药食同源"论证、认证和评估体系。我们需要综合考虑多个关键要素。这些要素对于体系的建立至关重要，它们不仅决定了体系的完整性和实用性，而且还直接影响到消费者对产品的信任度和接受度。

（1）**法规和标准**：首先，必须有一个明确的法律框架和一套详细的标准来指导"药食同源"产品的生产和评估。这些法规和标准应当基于科学研究和行业最佳实践，确保产品的安全性、质量和功效。制定国际认可的标准和指南，以便在全球范围内统一实践。

（2）**原料来源和质量控制**：原料的来源必须可追溯，且在整个供应链中都要有严格的质量控制措施。这包括对原材料的生产采集、加工、储存和运输等各个环节的严格监管。

（3）**安全性评估**：产品必须经过严格的安全性评估，以确保其对人体健康无害。这包括对潜在毒性、过敏反应和其他不良健康影响的评估。

（4）**功效验证**：产品的功效应当通过科学研究得到验证。这可能包括实验室研究、临床试验和其他形式的有效性测试。

（5）**透明度和标签**：消费者有权知道他们所购买的产品的成分和潜在效益。因此，透明的标签和信息披露是必不可少的，以便消费者做出明智的选择。

（6）**认证程序**：应当建立一个公正、独立的认证程序，以审核和验证生产商是否遵守所有相关的法规和标准。

（7）**持续监督和评估**：即使在产品上市后，也需要有一个持续的监督和评估机制，以确保长期的安全性和有效性。

从更长周期看，世界范围内的"药食同源"国际标准一定会被推出，这是影响人类健康事业发展的重要方面。就像目前健身圈子、健康达人圈子流行的"地中海饮食"一样，食物的结构、搭配已经形成了一定的共识。下一步，就是围绕食物生产、质量控制、成分确定、功效认定等环节进行探讨。

4. 坚持培育新质生产力

当前，大健康领域正迅速成为一个焦点，吸引着来自各行各业的关注。这个领域的核心在于通过创新的科技手段，全面提升人类的健康状况和生活质量。随着科技的进步，新质生产力正在这个领域汇聚，带来了前所未有的机遇和挑战。随着科技的不断进步和人们健康意识的不断增强，广泛的人群现在能够享受到更加全面和细致的健康服务。新技术、新产品和新服务层出不穷，它们不仅改变了我们对健康的认识和管理方式，也正在重塑整个健康产业的生态。这些服务涵盖了从婴儿到老年人的全生命周期，包括各种健康检测、衰老评估、管控干预措施，以及智能保障技术。例如，通过先进的基因编辑技术，我们能够更早地预测和预防某些遗传性疾病；通过可穿戴设备和移动应用程序，我们可以实时监测身体状况，及时发现并响应健康问题；通过人工智能和大数据分析，医疗服务提供者能够提供更加个性化和精准的治疗方案。

首先，我们看到了广大群众对于健康检测的需求日益增长。人们不再满足于传统的、偶尔的健康检查，而是渴望能够实时监测自己的健康状况。这种需求催生了一系列高科技的健康检测产品和服务，比如可穿戴设备、智能健康监测技术等，它们能够持续跟踪个体的生理指标，如心率、血压、血糖等，从而为个人提供即时的健康反馈和预警。

其次，全生命周期的健康检测和衰老评估也成为了可能。随着基因测序技术、生物标志物分析等手段的发展，科学家和医生能够更准确地评估个体从出生到老年的健康状况，以及预测未来的健康风险。这些技术的应用不仅能够帮助个人做出更明智的健康决策，也为公共卫生政策提供了科学依据。

此外，管控干预措施也在变得更加智能化和个性化。基于大数据分析和人工智能算法，医疗专家能够为每个人设计定制化的健康管理计划，包括饮食、运动、药物治疗等。这些计划能够根据个人的具体情况进行调整，以达到最佳的健康效果。

数智保障则是另一个重要的方面。随着信息技术的发展，医疗服务的数字化水平不断提高，电子病历、远程医疗、智能诊断系统等都在逐渐成为现实。这些技术的应用不仅提高了医疗服务的效率和质量，也使得健康管理更加便捷和普及。

大健康领域的这些技术和产品的快速发展，无疑将引领人类社会经历一次伟大的科学革命和产业重塑。我们有理由相信，这场革命将极大地提高人类的健康水平，健康不再是被动治疗的结果，而是通过积极的预防和智能化管理来实现的。这种转变将对个人生活、社会结构和经济发展产生深远的影响，为人类延长寿命，提升生活质量，并最终推动整个社会向着更加健康、可持续的方向发展。

前哨战：中国式大健康的探索实践

在军事术语中有一个专门的名词，叫"前哨战"，指的是大战前双方前哨进行的小规模战斗。前哨战的特点是规模较小，参与兵力有限；战术性强，往往更注重战术运用；注重情报收集，包括敌方兵力部署、武器装备、战术意图等。尽管规模不大，但前哨战具有关键的战略意义，它会直接影响到后续主战场的胜负走向。

如果把中国式大健康的蓬勃发展比作一场即将到来的"大战"，那么当前零星开展的这些"前哨战"，也是未来大健康产业走向的风向标，战力（专业人才）培养的训练营，也为判断未来的战略要地和关键通道建立了基础。

一 可普及的重大风险评估技术——自发荧光模式技术

上海交通大学殷卫海教授和张铭超博士带领的团队依据于大数据和人工智能，创建了可广泛普及基层的大健康核心技术及其仪器：评估脑卒中等重大疾病发病风险的技术——"自发荧光模式技术"。同时，团队正在发展创新性的"评估－调养－再评估"重大疾病风险管理闭环系统。

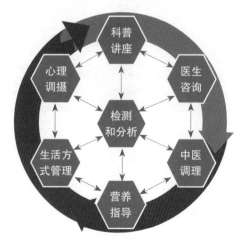

"评估－调养－再评估"重大疾病风险管理闭环系统

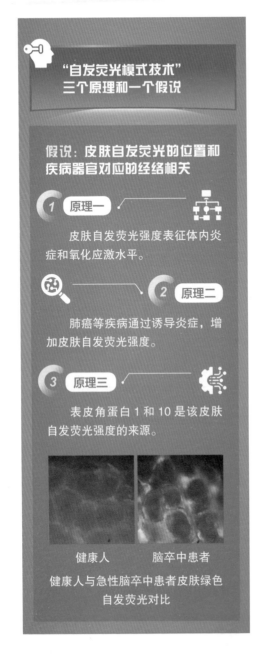

"自发荧光模式技术"
三个原理和一个假说

假说：皮肤自发荧光的位置和疾病器官对应的经络相关

1 原理一

皮肤自发荧光强度表征体内炎症和氧化应激水平。

2 原理二

肺癌等疾病通过诱导炎症，增加皮肤自发荧光强度。

3 原理三

表皮角蛋白1和10是该皮肤自发荧光强度的来源。

健康人　　　　脑卒中患者

健康人与急性脑卒中患者皮肤绿色自发荧光对比

殷卫海团队在国际上首次发现，急性脑卒中等重大疾病患者皮肤上有显著的绿色自发荧光强度上升。人体皮肤中角蛋白的绿色自发荧光图像的强度、结构、位置、左右不对称性等性质的组合被定义为"自发荧光模式"。根据某种疾病特有的自发荧光模式，可快速、无创、经济地评估脑卒中等疾病的发病风险以及诊断脑卒中等疾病。

通过长期的研究，殷教授团队建立了"自发荧光模式技术"的三个原理。他们也自主研发了便携的"人体荧光检测仪"、建立了数据库和智能软件，可以用来评估脑卒中等重大疾病的发病风险。

该技术有以下鲜明的特征和优势：①该技术具有原创性、独有性，具有完全自主知识产权。②该项技术具有无创、经济、快速的特征。③利用该项技术开发的国际独创的"远程健康评估系统"，结合大数据和人工智能，每年可以远程对大量人群开展脑卒中等疾病风险的评估。④该项核心技术将通过大数据和人工智能获得迭代，不断地提升精准率、扩大应用范围。

殷卫海团队也在发展创新性的"评估－调养－再评估"重大疾病风险管理闭环系统，其目标是减少脑卒中等重大疾病的发病风险。美国疾病预防控制中心报道，80% 左右的脑卒中发病风险是可以调控的。殷卫海团队在上海浦东新区的初步研究结果已经表明，仅通过脑卒中健康科普，就能够减少部分人群的脑卒中风险。

该项目孕育着巨大的科技价值，属于国际首个能够无创、经济地评估体内炎症和氧化应激水平的方法。它能够无创、经济地评估脑卒中等重大疾病的风险，有可能对"经络淤堵"进行可视化、可量化分析，将推动中医学与西医学深度融合。此外，团队还在探索通过"药食同源"等经济的方法来降低脑卒中发病风险。

团队的战略目标是建立起"远程智能大健康管理系统"，这些系统的关键技术支撑包括"远程大健康评估终端"、大数据管理系统及人工智能管理系统，以及可远程智能化管理的健康科普和"依据于药食同源理念的疾病风险调养系统"。

 二 个性化的智慧中医健康管理生态体系

互联网、云计算、人工智能等新一代信息技术，正在推动中医药创新发展。国务院 2019 年发布《关于促进中医药传承创新发展的意见》，提出：到 2022 年，基本实现县办中医医疗机构全覆盖；实施"互联网＋中医药健康服务"行动；开发中医智能辅助诊疗系统，推动开展线上线下一体化服务和远程医疗服务。

上海中医药大学在建设智慧中医健康管理生态体系方面进行了积极探索。打造以智能化中医健康状态评估设备为基础的"健康文化引导、家庭自我管理、移动物联支持"的健康服务新模式。实现了个性化中医健康状态自动评估与干预功能。主要智能化设备与平台包括评估模块和干预模块。

1. 评估模块

（1）中医智能镜

中医智能镜展现了"互联网＋"和大数据时代背景下的智能化中医

健康服务的新思路。中医智能镜拥有多项核心专利技术，包括"面诊舌诊及辅助特征提取、量化、计算及适应证匹配、健康干预技术"等，由此实现中医健康状态自动评估，并根据个性化评估结果进行健康干预。经三甲医院评估，"中医智能镜"的体质辨识准确率达到80%以上，可用于辅助诊疗和体检。

中医诊断讲究"望闻问切"，"中医智能镜"也能像中医医生那样进行"面诊""舌诊"和"问诊"。用户面对设备，让"中医智能镜"的摄像头采集"面诊"信息；在设备引导下，用户伸出舌头，根据提示框操作，即可完成"舌诊"；填写根据八纲和体质辨证理论设计的问诊量表，就完成了"问诊"。经过这台设备的评估，用户的诊断数据会形成一份健康检测报告，整个过程仅需几分钟。"中医智能镜"根据积累的大数据，可智能自动地显示健康评估结果，提供个性化的运动保健、饮食调养、茶饮养生等方案，并且建议治病方案。

中医智能镜以中医理论为指导，以大规模社区和医院人群数据库为基础，结合了云计算、深度学习和可视化等技术，在线采集面象、舌象和问诊信息，通过云端计算，实时给出健康报告和个性化的健康指导方案。

智能镜先通过安装的摄像头，采集被测试者的面象和舌象，然后要求被测试者在屏幕上点选个人相关信息，包括：睡眠情况、饮食口味、出汗现象等。在完成上述信息选择后，智能镜可立刻生成一份包含诊断

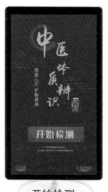
开始检测

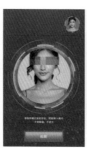
信息采集

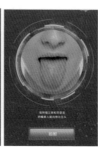
信息采集

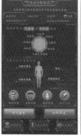
系统报告界面

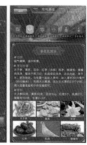
系统报告界面

中医智能镜的服务流程（上海中医药大学李福凤提供）

结论、饮食建议等信息的健康报告，并发送至手机。整个过程仅数分钟。

　　未来更大更智能的镜子将进入居民家中，用于卫浴间、衣帽间等家居环境。随着使用者人数增长，中医药大数据积累越多，后台标准化模型就越成熟，"望闻问切"也就更精准。

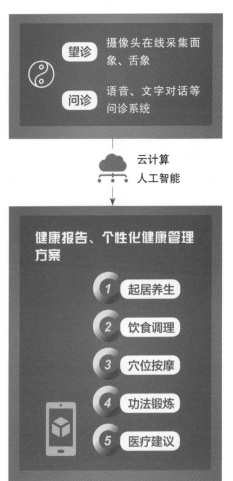

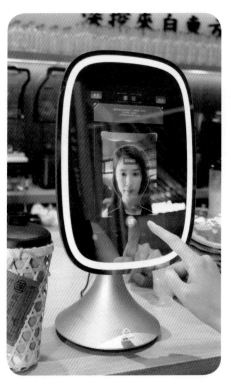

中医智能镜的实际运用

（2）智能脉诊设备

　　用户佩戴安装有多通道阵列柔性传感器的测量腕带，通过近百个感应点，传感器可以模拟人体皮肤触觉神经细胞的功能，将桡动脉血管搏动过程的压力变化转化成数字信号，形成脉诊数据。这种设备与"中医智能镜"联用，可以提高体质诊断的准确率。

2. 干预模块

基于中医药理论，开发适用于不同人群的多种食品、保健品，满足不同需求。这些食品和保健品包括五行香源之五行体质茶、五行香源之五行养生香、西红花御龄奢宠系列、五行香氛之五季优选套系、口腔大健康产品、艾贴、五行香氛精油、五行香囊等。

基于中医药理论与治疗手段，开发适用于不同人群的家用仪器，满足自我治疗调养的需求。

针对单一人群制定一体化解决方案，例如"减肥综合解决方案"。

处方个性化制剂技术：实现来源于医疗机构、智能居家设备、智能可穿戴设备的信息，经过"中医大脑"智能决策，通过物联网，实现在区域加工中心在线控制设备，连续生产个性化药物与药食同源食物，最终经物联物流定时定点送达。

护肤品个性化定制及生产系统：该系统基于手机 APP，融合了中医、本草、个性定制、工业 4.0 等元素。

3. "个性化智慧健康管理生态体系"覆盖下的一天生活场景

随着科技的飞速发展，特别是中医智慧、人工智能技术、物联网技术以及药食同源等理念的融合，以"智慧健康大脑"为核心，构建个性化"智慧健康管理生态体系"，通过智联智慧家具、可穿戴产品的动态检测，智慧健康大脑动态评估健康状况，制定个性化生活方式调养方案，其使得我们的日常生活更加健康、便捷和智能化。

私人健康专家系统：即通过智能家电＋智能 APP 和虚拟中医人结合，实现日常的健康监测、健康咨询、医药推荐、健康档案管理、智能问答、远程医疗、个性化健康管理方案的制定、养生课程、社区交流、健康智能提醒、健康趋势预测和风险评估数据分析等。这一系统为用户提供更全面和深入的健康管理闭环服务。

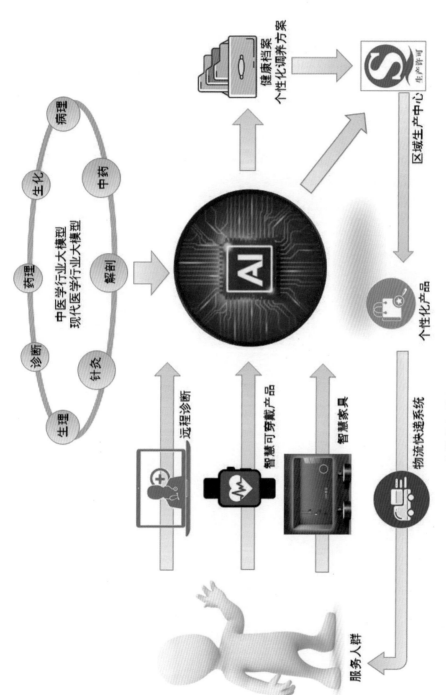

个性化智慧健康管理生态体系模式图

未来的大健康生活场景

场景 1：早晨起床

- **智能床铺**
  床铺内置传感器监测睡眠质量，根据中医理论分析身体状况，并在最佳时刻唤醒你。

- **晨起洗漱**
  智能马桶对小便、大便自动采样、并开展自动检测评估；智能镜通过自动检测面色、舌苔，对健康状态进行评估；智能牙刷通过在口腔自动采样对健康状态进行检测评估。

- **健康早餐**
  人工智能营养师根据你的体质和健康数据推荐早餐食谱，智能厨房自动准备早餐，或提供早餐食谱建议。

场景 2：上午工作

- **健康监测**
  穿戴设备实时监测心率、血压等生命体征，人工智能系统根据数据提供健康建议。

- **工作环境**
  办公室根据个人健康数据自动调节光线、温度和湿度，创造最适宜的工作环境。

场景 3：中午休息

- **智能餐饮**
  根据健康状况和口味偏好，人工智能推荐午餐菜单，智能餐饮系统快速准备、配送个性化健康餐食。

- **短暂冥想**
  人工智能引导进行短暂的冥想或放松练习，帮助缓解工作压力。

场景 4：下午活动

- **个性化运动计划**
  人工智能根据身体状况和运动习惯，制定个性化的运动计划，并通过物联网设备跟踪运动效果。

- **远程医疗咨询**
  通过视频会议与中医专家进行远程咨询，获取个性化的健康建议和治疗方案。

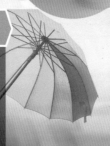

75%

Average
50%
Smart

场景 5：晚上休闲

- **家庭健康娱乐**
  利用人工智能技术，家庭娱乐系统提供健康相关的游戏和活动，如虚拟瑜伽、太极等。

- **"药食同源"晚餐**
  晚餐采用"药食同源"的食材，结合中医食疗理念，由智能厨房准备。

场景 6：睡前准备

- **健康数据分析**
  人工智能系统汇总一天的健康数据，提供当天的健康报告，并预测第二天的健康状况。

- **睡眠环境优化**
  智能家居系统根据预测的睡眠需求，自动调整卧室环境，如温度、湿度和光线等，以促进深度睡眠。

场景 7：睡眠期间

- **持续健康监测**
  睡眠期间，智能床铺和穿戴设备持续监测健康状况，人工智能系统实时分析数据，必要时提供警报或紧急响应。

- **智能床铺**
  具有智能调控功能，根据主人体重和睡姿，动态调整床铺硬度与曲度、枕头高度与形态和硬度，保证脊柱健康。

这个场景展示了一个高度个性化和智能化的大健康生活，其中中医智慧和现代科技的结合为人们提供了全面的健康支持。通过实时监测、数据分析和个性化建议，未来的大健康生活将更加注重预防和个人化治疗，从而提高生活质量和健康水平。

上海市糖尿病重点实验室贾伟平教授和合作团队，在国际权威刊物《自然·医学》（*Nature Medicine*）发表科研成果《用于预测糖尿病视网膜病变进展时间的深度学习系统》（A deep learning system for predicting time to progression of diabetic retinopathy），可精准预测糖尿病视网膜病变进展。

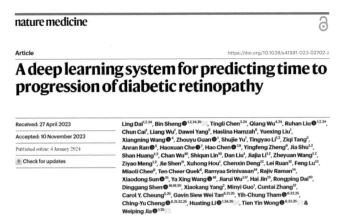

《用于预测糖尿病视网膜病变进展时间的深度学习系统》刊登在 *Nature Medicine* 上

糖尿病视网膜病变（DR）是糖尿病最常见的微血管并发症，也是全球可预防失明的主要原因。该病初期症状隐匿，病情严重时可导致永久性视力损伤甚至失明。因病情进展存在较大个体差异，未来患 DR 的风险和时间难以准确预测。

目前，以深度学习为代表的人工智能技术已被用于 DR 筛查。该项研究首次基于大规模医学影像纵向队列，覆盖多国多种族 20 余万名糖尿病患者的眼底图像和临床数据，创新性地提出了深度学习框架（DeepDR Plus System），成功实现了对糖尿病视网膜病变未来进展的风险预警、时间预测。该系统可大幅降低筛查频率和公共卫生成本，并保持极低的漏诊率。该研究为将来的糖尿病并发症防控实践提供了个性化筛查和管理决策的依据。

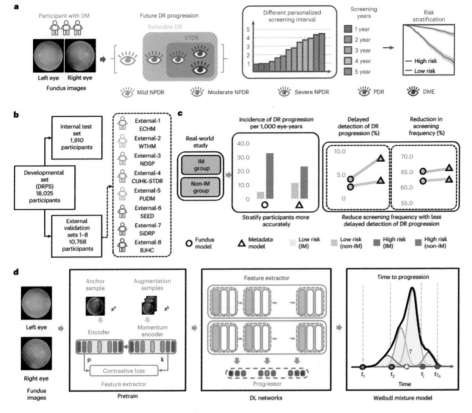

糖尿病视网膜病变深度学习系统（引自发表于 *Nature Medicine* 的该论文）

四　预测未来痴呆风险的新方法

人类血液蛋白质组学可整合遗传、环境、生活方式等的影响和相互作用，实现对数千种蛋白的同时检测和无偏颇评估，提供关于人类健康状况的整体解读。

对痴呆高危人群的筛查和早期干预意义重大。复旦大学附属华山医院神经内科郁金泰教授团队联合复旦大学类脑智能科学与技术研究院冯建峰教授 / 程炜研究员团队展开联合攻关，采用大规模蛋白质组学数据和人工智能算法发现了预测未来痴呆风险的重要血浆生物标志物 GFAP，可提前 15 年预测痴呆发病风险。

相关研究成果以《血浆蛋白质组学预测健康成年人未来痴呆风险》

（Plasma proteomic profiles predict future dementia in healthy adults）为题发表在《自然·衰老》（*Nature Aging*），并被编辑以《血液蛋白标志物预测 15 年痴呆风险》为题，选为研究简报进行报道。*Nature* 主刊也对该研究工作进行重点介绍，认为这项工作"标志着向能在早期无症状阶段检测阿尔茨海默病及其他类型痴呆的血液检测方法迈进了一步，这一目标正是科学家们几十年来一直在探寻的"。

nature aging

Article   https://doi.org/10.1038/s43587-023-00565-0

Plasma proteomic profiles predict future dementia in healthy adults

Received: 9 June 2023
Accepted: 22 December 2023
Published online: 12 February 2024

Yu Guo[1,4], Jia You[1,2,4], Yi Zhang[1,4], Wei-Shi Liu[1], Yu-Yuan Huang[1], Ya-Ru Zhang[1], Wei Zhang[2], Qiang Dong[1], Jian-Feng Feng[2,3], Wei Cheng[1,2,3] & Jin-Tai Yu[1]

《血浆蛋白质组学预测健康成年人未来痴呆风险》刊登在 *Nature Aging* 上

五　血浆代谢组特征预测远期肝硬化并发症

根据全球疾病负担数据库（Global Burden of Disease，GBD）的数据，每年因慢性肝病致死人数超过 100 万，其中大多数死亡继发于肝硬化并发症。目前慢性肝病临床关注点主要集中于肝硬化及其并发症阶段，早期可逆性疾病阶段往往被忽略，导致患者错过最佳干预时期。因此，运用有效的非创伤性手段提升慢性肝病高危人群的早期识别并进行风险分层是实现肝硬化并发症精准预防的关键。

复旦大学陈兴栋团队与张铁军课题组合作研究，以 64 005 名未患有肝硬化并发症的社区人群作为研究对象，在训练队列中构建了基于梯度提升算法的代谢状态模型，并与基因风险评分及传统临床评分等进行比较；同时整合代谢状态、人口统计学变量以及实验室检测变量，以构建易于解释的列线图模型，并基于双截断值法实现肝硬化并发症的人群风险分层。模型的预测能力在验证队列中进行了独立评估。该研究发现血浆代谢组特征可预测远期肝硬化并发症。该成果《基于机器学习的血浆代谢组学图谱预测肝硬化长期并发症》发表于美国肝病学会（AASLD）会刊《肝脏病学》（*Hepatology*）。

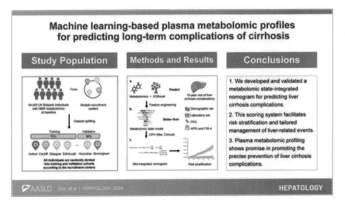

刊登在 *Hepatology* 上的基于梯度提升算法的代谢状态模型

人工智能联合平扫 CT 的癌症筛查技术

早发现、早治疗，阻止癌细胞的野蛮生长是抗癌的关键。但是，由于医学影像的复杂性，一些难以肉眼识别的病变特征较可能被漏诊或误诊。以胰腺癌为例，作为所有肿瘤疾病中生存率最低的癌症，很难被早期发现，很多患者确诊时已处于晚期。主要原因在于：一、胰腺位于身体最深处，早期明显症状少；二、胰腺肿瘤属于少血管性的肿块，在平扫 CT 上的成像并不明显。胰腺癌的早期筛查一直是难以攻克的世界难题。尽管近年来基于 ctDNA 的液体活检技术让癌症早筛步入新格局，但由于敏感性和特异性较低，相关研究仍停滞在科研层面。

上海市胰腺疾病研究所联合阿里达摩院医疗人工智能团队，与国内外多家医疗机构共同合作，利用人工智能技术放大并识别平扫 CT 图像中肉眼难以识别的细微病灶的特征，基于包含 3 208 例真实患者信息的训练集，构建了胰腺癌早期检测的深度学习模型 PANDA（Pancreatic Cancer Detection with AI）。该研究成果于 2023 年 11 月发表于《自然》杂志子刊《自然·医学》（*Nature Medicine*）。

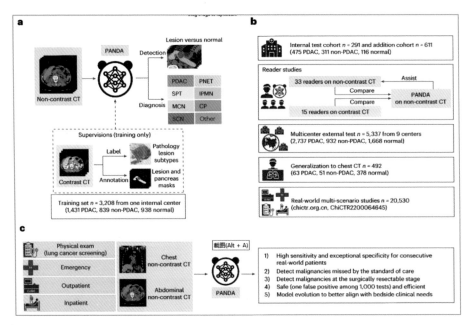

刊登在 *Nature Medicine* 上的 PANDA 的开发、评估和临床应用模式

2024 年 2 月，阿里巴巴"医疗人工智能多癌早筛公益项目"在丽水启动。阿里巴巴与丽水市两家医院紧密协作，率先部署项目。这是全国首个落地的通过人工智能实现多癌早筛的项目。2024 年 5 月，阿里巴巴与世界卫生组织（WHO）数字健康合作中心达成战略合作，向全球推广达摩院人工智能癌症筛查技术。

相比传统诊疗，"达医智影胰腺癌筛查系统"实现了多维度的提升。

（1）效率极大提升：从人工 5～15 分钟判断单病种，提升到 2～3 分钟可判断多个病种。

（2）准确性极大提升：对各病种诊断的敏感性和特异性数据，均满足相应病种的准确性要求。

（3）多癌综合检出：从单病种检查到一次胸部 CT 检查多个病种的提升。

（4）拓宽诊疗能力边界：已可实现对胰腺癌的有效早筛。

（5）数智化程度高：数据可视化，实现智能筛查、辅助诊断、量化分析。

该技术的应用，标志着联合人工智能和基于图像的癌症筛查即将迎来黄金时代。其可显著提高临床诊断的准确率和效率，让更多患者受益。

七 脊柱 SOAP 评估系统和个性化枕头定制

脊柱被誉为"生命支柱"，它承载着人体的重量，支持着我们的日常活动。然而，由于电子产品的普及、长时间的坐姿不良、缺乏运动或年龄增长等因素，脊柱疾病逐渐成为了困扰许多人的健康问题。目前市场上关于颈椎治疗的效果评估，往往缺乏客观的数据支持，患者只能凭借主观感受来评判治疗效果。该领域需要更准确、更科学的评估方法。

宁友博士的研究团队历经数年的研究与实践，成功开发出了一套名为 SOAP 的评估系统。SOAP 即为 S（Subjective）- 主观、O（Objective）- 客观、A（Assess）- 评估、P（Plan）- 计划。该评估系统目前已在十余家"颈医卫"服务终端，开展了对近百万人次的评估。该系统可以评估被测试者是否适合非手术治疗，随后其可制定养护计划。这套系统以用户为中心，将主观感受与客观数据相结合，将动态系统与静态系统相交融，为脊柱健康评估提供了全新的方法。

1. SOAP 评估系统，让脊柱健康数字化

主观信息收集是基础。团队通过细致询问患者的主诉、疼痛程度、诊疗经历等信息，全面了解患者的身体状况和治疗需求。这些信息不仅是评估的基础，更是制定治疗方案的重要依据。

客观信息收集则是 SOAP 评估系统的核心。团队采用了一系列先进的技术和方法，包括活动度检查、筋骨触诊、经穴探查、脉动检测和姿势评估等，全面检测患者的脊柱健康状况。其中，活动度检查可以快速定位问题，筋骨触诊和经穴探查可以准确查找问题，脉动检测和姿势评估则可以通过数据呈现患者的身体状况。结合影像检查，评估系统能够更准确地评估颈椎曲度、椎间盘突出状态、神经和血管情况等关键指标。

在收集到足够的主观和客观信息后，团队开始进行详细的评估工

作。这种数字化的评估方法不仅提高了评估的准确性和客观性，还使得评估结果更加直观、易懂。根据收集到的信息和检查结果，该系统可以综合判断患者的脊柱健康状况，并确定治疗的优先级和重点。这种全面、系统的评估方法提高了评估的准确性，为治疗提供了有力的支持。

在整个治疗过程中，SOAP 评估系统还起到了实时监控和反馈的作用。通过定期的检测和评估，团队能够及时了解患者的康复进展和治疗效果，并根据需要进行调整和优化。这种数字化的管理方式不仅提高了治疗效率和质量，还增强了患者的参与感和信任度。

2. 人体工学器具 AI+，个性化定制枕头

颈椎问题是现代人常见的健康问题之一，许多患者都反映难以找到一款真正适合自己的枕头，医生给到的建议通常是"一拳头高度"，却缺乏更加详细和个性化的指导。实际上，枕头的作用并不仅仅是支撑头部，更重要的是要贴合颈椎，让颈椎的肌肉在睡眠时得到充分的放松，从而达到保护颈椎、提升睡眠质量的目的。然而，市面上的普通枕头往往难以满足这一需求。它们往往尺寸固定，缺乏足够的支撑力，材质也可能不够透气，导致睡眠时头部和颈部的不适。这些问题不仅影响了睡眠质量，还可能造成颈椎的病理变化。

人体工学器具"人工智能＋枕头定制"利用先进的测量技术和人体工学原理，通过对肩宽、颈长、颈窝、头窝、身高、体重等参数的精确检测，全面了解个人的身体特征。同时，结合专业的颈椎评估，为测试者量身打造一款专属于自己的枕头，还可根据"试枕"情况，进行微调。

在定制过程中根据个人的身体特征和颈椎状况，分析出最适合的枕头高度、形状和材质。同时，它的材质和透气性能也能够满足个人的需求，确保头部和颈部的干爽舒适。

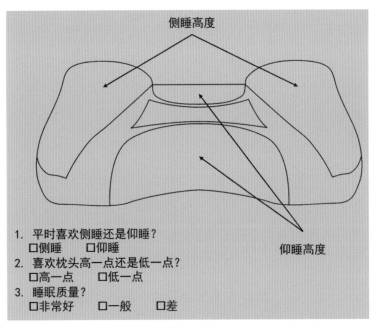

侧睡高度

仰睡高度

1. 平时喜欢侧睡还是仰睡？
   □侧睡　　　□仰睡
2. 喜欢枕头高一点还是低一点？
   □高一点　　　□低一点
3. 睡眠质量？
   □非常好　　　□一般　　　□差

个性化枕头私人定制单

参考文献

1. Dai L, et al. A deep learning system for predicting time to progression of diabetic retinopathy[J]. Nat Med. 2024; 30(2): 584–594.

2. Guo Y, et al. Plasma proteomic profiles predict future dementia in healthy adults[J]. Nat Aging; 4(2): 247–260.

3. Guo C, et al. Machine-learning-based plasma metabolomic profiles for predicting long-term complications of cirrhosis[J]. Hepatology. 2024 Apr 17. Online ahead of print.

4. Kai Cao, et al. Large-scale pancreatic cancer detection via non-contrast CT and deep learning[J]. Nat Med. 202; 29(12): 3033–3043.

结语

2024 年 7 月召开的中国共产党二十届三中全会，系统地建立了指导全党、全国人民发展"中国式现代化"的理论体系。全面深化改革、以高质量发展为首要任务，是这个理论体系中的关键思想。

本书的主要内容是关于建设"中国式大健康"的发展战略和战术方案。由于健康卫生是关乎人民大众核心利益的大事，中国式大健康的发展是中国式现代化的一个重要组成部分。中国式现代化的建设对于中华民族的复兴有着至关重要的意义和价值，而中国式大健康的发展对于中国人民的健康幸福也具有至关重要的意义和价值。

中国式大健康是一个真正的未来产业，必将创造巨大的新质生产力。中国式大健康产业的核心思想基础是"以民为本"的文化和哲学理念，其发展的依托是中国的体制机制，其发展的核心理念是通过融合中西医学关于生命和健康理念的精华建立的，其核心技术是人工智能和大数据，其关键的产物是健康领域的新质生产力和新质生产关系，其主要目标是显著提升中国人民的健康水平、显著减少重大疾病的发生率，以保证中国的社会经济能够获得持续稳定的发展。

本书的核心词汇有三个："中国式""未来"，以及"文化和哲学"。这三个词凝聚了本书重点阐述的核心思想。

为什么要强调我们未来发展的是"中国式的大健康"？

首先，我国发展的核心指导方针之一是"建设中国式现代化"。历史证明，每一个国家都有其特殊的情况和历史，现代化发展没有一个普适于全球各国的标准范式。而只有因地制宜，根据本国的特殊历史、发展历程、特殊的发展情况制定发展政策和战略，才能够获得最好、最快的发展。由于健康事业是和人民大众根本利益最紧密相关的领域之一，中国的大健康产业必然应该建成"中国式的大健康。"

其次，中国式大健康的一个鲜明特征是：它的核心理论基础是"以民为本"这一中国的核心文化思想。历史证明，健康卫生这个和人民大众核心利益紧密相关的领域，是不能任凭资本控制的。由资本控制的健康卫生产业必将导致被服务人群得到两极分化的服务，使普通民众深受"看病贵、看病难"之苦。所以，我们需要、也完全能够将中国式大健康产业发展成为一个重大的新质生产力，但是必须坚持"以人民为中心"这一理念。

再者，中国是最早拥有较系统、深刻的"治未病"理念和经验的国家。"治未病"是印刻在中国文化基因中的一个理念。本书已对中医学中的"治未病"理论及其价值做了一个初步的分析。充分挖掘这方面的宝藏是振兴中医学、推动中华文化复兴的一个具体步骤，其将为中国式大健康提供关键的理念和经验基础。

此外，中国是一个世界上人口众多的发展中国家，中国式大健康必须具有经济性、普适性的基本特征。只有这样，才能够真正成为为"大"量民众服务的"大"健康产业。

最后，在中国式大健康产业的发展中，我们需要根据我国具体的情况，坚持"自创赛道"的战略，例如我国人口众多、幅员辽阔，而各地健康卫生资源差别很大。这一状况和新加坡、瑞典等国家面临的情况有很大差别。在这样的条件下，大规模发展和推广"远程智能健康管理系统"就显得十分重要。

为什么要强调中国式大健康中的文化和哲学基础？

首先，历史证明，对于健康卫生领域这样代表广大民众最基本、最根本利益的领域，必须坚持"以人民为中心"的理念。如果任由资本控制这样核心的领域，大量民众必将由于没有足够的支付能力而失去健康卫生领域的服务，这就将和中国社会发展的根本目标——"以人民为中心"——相矛盾。而为了实现"以人民为中心"这一文化和哲学理念，就需要作最大的努力使得中国式的大健康成为普惠的、经济的大健康。因此从长远来看，只有文化和哲学基础才是决定大健康产业发展方向的核心力量和基石。

其次，为了发展中国式大健康，一个关键是挖掘和发挥中医学的人文精神以及"治未病"的智慧和经验。中医学的发展来源于《易经》等中国经典的思想源泉，其中的"天人合一""以民为本"的思想是《易经》等经典著作的核心思想。只有深刻理解这些文化和哲学思想，中医学才能够真正成为中国式大健康的一个关键理念和经验的基础。

最后，人文关怀、文化上的理解是中国式大健康中的一个关键组成，大健康服务绝对不只有冰冷的仪器和技术。只有强调"中国式大健康"中文化和哲学的理念，才能够建立起富有人文情怀的大健康服务团队。

为什么要强调"未来"对于中国式大健康是至关重要的？

首先，未病评估与调养的原理和疾病诊断与治疗的原理是有根本差别的，而未病评估和调养的原理这个重大领域仍然是一个有待未来探索的蓝海。在发现这类原理基础上运用人工智能和大数据建立起"远程智能健康评估终端""远程智能健康调养终端"等技术和仪器，也将是有待未来探索的巨大空间。这些重大领域的研究和研发很可能在未来造成一次次科技革命。

其次，融合创新中西医学的理念对于中国式大健康的发展起着关键作用。只有使中医学的体系和西医学的体系从核心基础上获得统一，真正的中西医学深度融合才可能实现。为了达到这个目标，一个关键的领域是揭示中医学的核心理念和发现（例如经络以及针灸的效果）的生物结构以及分子原理，实现可量化和可视化。这一重大目标需要未来投入巨大力量才能够实现。未来这个重大领域的研究将会建立起"世界大健康理论"，导致人类健康卫生领域的一次革命。

最后，中国式大健康的目的是为数以亿计的民众提供经济的、普惠的大健康服务，其必然需要规模庞大的研发和生产大健康技术及产品的产业链，也需要遍布全国的"大健康管理中心"。这些未来的发展将产生巨大的新质生产力、创造出"新质生产关系"，其将形成一次产业革命，推动和"人工智能时代"并驾齐驱的"大健康时代"的到来。

中国式大健康的未来具有极大的发展潜力，其未来的发展还有极多重要的问题需要回答，它不是本书作者在较短的时间内能全部回答的。我们写作本书的目的是为创建宏伟的"大健康大厦"打下一些早期的基础。这本书的写作只是一个起点，未来我们将不断补充更新。来日方长，未来将艰难但充满机遇和希望。

中国式大健康在未来将孕育新的产业革命、新的科技革命，以及蓄势待发的巨大新质生产力。同时，中国式大健康产业的成功发展将使中国在健康卫生领域实现"中国式现代化"、实现"以人民为中心"的目标建立关键的基础。中国式大健康产业的成功发展也将引领全球大健康领域的发展，为人类命运共同体健康和全面的发展做出历史性的贡献。